暢銷修訂版

癌症化療
生活照護全書

安然接受治療，克服化療副作用，以期達到最佳預後

醫學博士、癌症治療專家
中川靖章 ◎監修

現任立法委員暨
基隆長庚醫院
血液腫瘤科主治醫師
王正旭 ◎審定

羅婕 ◎譯

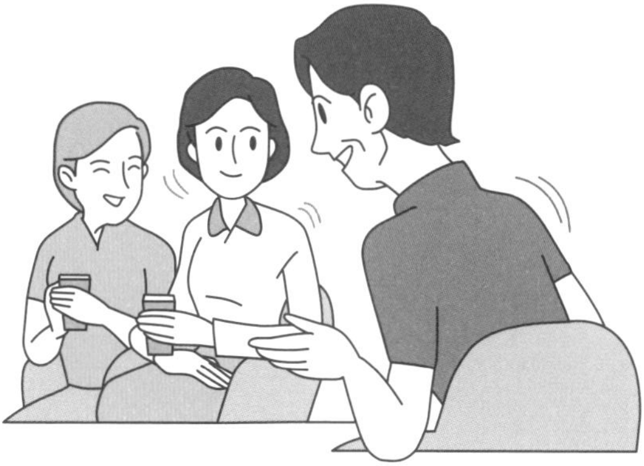

剤治療がラクになる生活術

Contents
目錄

推薦序

1 三大關鍵，戰勝化療副作用！◎陳建志 10
2 癌症並不可怕，接受治療重新站起來◎彭汪嘉康 12
3 化療也能輕鬆過生活◎蔡松彥 14
4 找出屬於自己抗癌的方式◎林虹汝 17

審定序

選擇適合的治療方式，重視癌後生活品質 19

作者序

減少化療期的痛苦，提升生活品質 22

Chapter 1 關於癌症 您不可不知的大小事

▼日本癌症的現況▲

現代人罹患癌症的比例增加，是真的嗎？ 26
- 兩人之中就有一人罹癌？ 26
- 日本高齡化社會的現況 27
- 死於癌症以外疾病的人數減少 28
- 高齡者人數增加，罹癌的比例也增加 29
- 以年齡別死亡率來說 29
- 癌症痊癒的實例增加 31

日漸被重視的癌症治療後生活品質 32
■癌症的十年存活率 32
■存活率從五年延長到十年的原因 32
■癌症生存者的時代來臨 32

▼癌症的成因與治療▲

癌細胞的形成 34
■隨著老化而增加的基因缺陷 34
■癌症基因與抑癌基因 34
■癌細胞的增長是毫無規律可循的 35
認識癌症檢查項目 36
【血液檢查：腫瘤標記】 36
【超音波檢查】 38
【X光攝影檢查】 38
【CT電腦斷層掃描檢查】 38

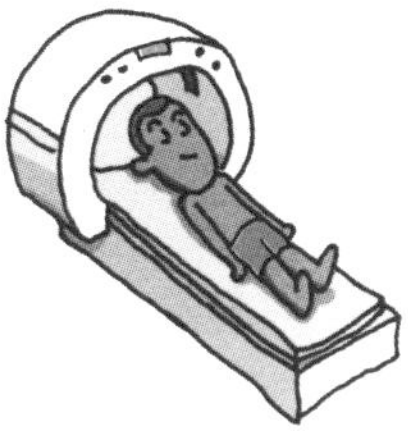

【MRI磁振造影檢查】 39
【正子電腦斷層（PET）檢查】 39
【內視鏡檢查】 39
了解癌症的治療方法 40
■理解癌症治療，就從標準治療開始 40
【手術治療】
■癌症的轉移，會影響治療結果 41
【化學治療】
■藥物作用於全身，提升治療效果 42
■化療藥物的進步 43
【放射線治療】
■多管齊下，提升治療效果 44
【替代療法】
■切勿自己判斷病情，諮詢主治醫師意見 45

【先進醫療】
■經認證安全性與其效果的最新醫療技術 45
你怎麼看待治療的目標 46
■癌症的治療有多重目標 46
▼化學治療與其副作用▲
了解藥效作用的標準 48
■單用藥物治療的有效性 48
選擇適合自己的治療方式 50
■以自己能接受的治療方式為主 50
■清楚理解治療的優、缺點 50
■積極諮詢第二意見 51

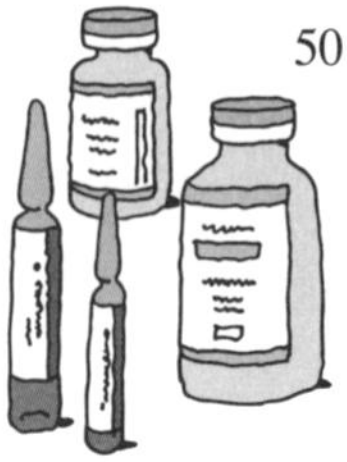

關於門診化療該有的心理準備 52
■往返醫院治療成為家常便飯 52
■門診化療期間您可能發生的預期事項 52
■學習自我照護的方法，就從現在開始 53
理解藥劑的種類與特徵 54
■使用藥物破壞癌細胞，抑制其生長 54
■控制荷爾蒙的分泌與其作用——荷爾蒙治療 55
產生副作用的原因 56
■藥物攻擊癌細胞的同時也會影響其他正常細胞 56
■標靶藥物療法也可能產生副作用 57

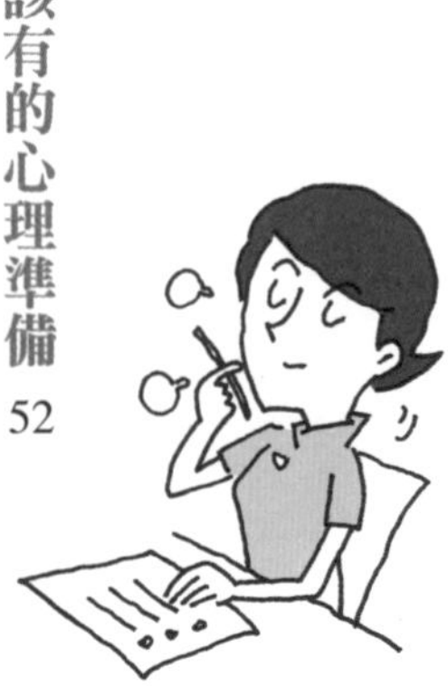

產生副作用的時間點 58
■產生副作用的時間，大致是固定的 58
緩和副作用的方法 60
■降低副作用的自我照護 60
透過治療舒緩副作用 62
■藉由支持療法，提高生活品質 62
■調整藥物使用方法來舒緩、減輕副作用 62
■透過對症療法預防副作用與身體疼痛 64

▼癌症治療與諮詢管道▲

創造更高品質的治療 66
■團隊醫療成為患者的依靠 66
■明確表達自己的身體狀況 66
試著傾訴自己的煩惱 68
■學習治療的相關知識 68
■尋求相關諮詢管道 68
■嘗試參與病友組織 69
專欄1 腫瘤內科醫師的專長領域是？ 70
專欄2 門診化療患者家屬的注意事項 70

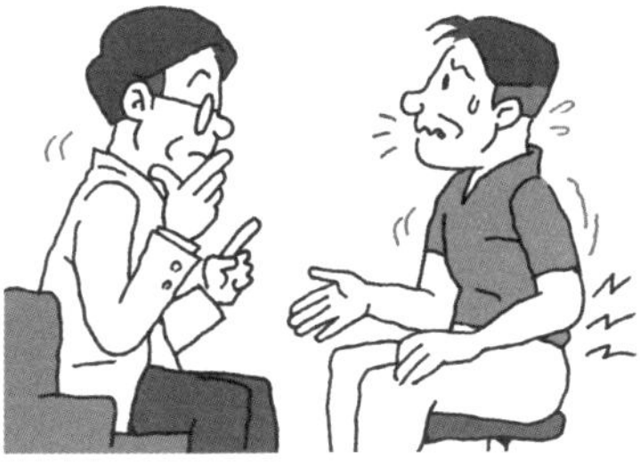

Chapter 2

21種常見化療副作用的症狀與照護

▼全身性的化療副作用
症狀1 想吐（噁心、嘔吐） 72
症狀2 容易疲累、疲倦（倦怠感） 74
症狀3 身體各處疼痛（肌肉痠痛） 76
症狀4 手腳痠麻（末梢神經障礙） 78
症狀5 全身水腫（浮腫） 80
症狀6 性功能衰退（性功能障礙） 82

▼局部性的化療副作用
症狀7 口腔疼痛（口腔潰瘍、口內炎） 84
症狀8 味覺產生改變（味覺失調） 86
症狀9 看不清楚（視力障礙） 88
症狀10 聽不清楚（聽力障礙） 89
症狀11 容易掉髮（毛髮脫落） 90

▼和排便相關的副作用
症狀12 糞便稀軟（腹瀉） 92
症狀13 排便困難（便祕） 94

▼與造血系統相關的副作用
症狀14 貧血（紅血球減少） 96
症狀15 不易止血（血小板低下） 98
症狀16 因骨髓抑制產生的感染（嗜中性球低下） 100

▼與血管相關的副作用
症狀17 血管疼痛（化療藥物外滲、血管炎） 102
症狀18 皮膚濕疹、紅腫（膚況變差） 104

▼個別器官的副作用
症狀19 心臟功能低下（循環系統異常） 106
症狀20 肝功能低下（肝功能障礙） 108
症狀21 腎功能低下（腎功能障礙） 110

專欄3 什麼是「化療腦」？ 112
專欄4 過敏反應相關小知識 112

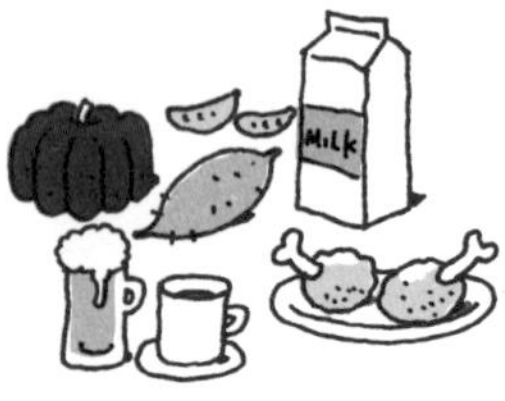

Chapter 3 治療生活中的自我照護

▼日常生活（睡眠、生活習慣）▲

保持充足睡眠，調整生活作息 114

■睡眠充足，維持身體狀況 114

■調整起床、用餐、就寢的生活作息 114

■若有失眠情形請告知醫療團隊 115

▼日常生活（外出、運動、工作）▲

放鬆身心、不逞強、莫焦慮 116

■轉換心情，接受現在的自己 116

■不勉強自己，放鬆心情 116

■外出或運動要考慮自己可負擔範圍 117

■不要急於回歸職場 117

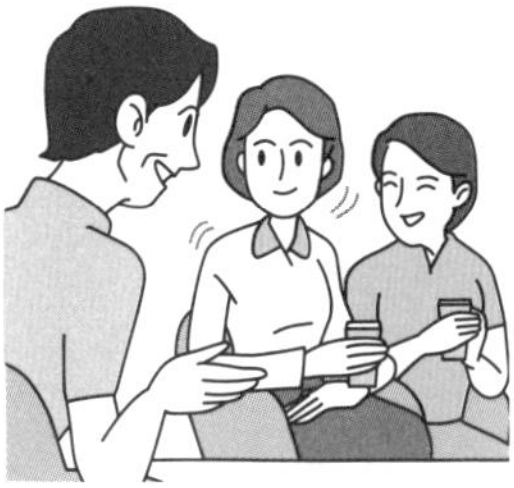

▼日常生活（心理照護）▲

當心情沮喪時…… 118

■即使心情不好也不要勉強自己 118

■和有共同心境的人見面 118

■尋求專業醫療人員的協助 119

▼日常生活（口腔護理）▲

確實清潔口腔 120

■口腔護理能決定您的生活品質 120

■從現在開始重視日常口腔護理 120

▼日常生活（預防感染）▲

平時重視小細節，就能預防感染發生 124

■盡可能地清潔身體 124

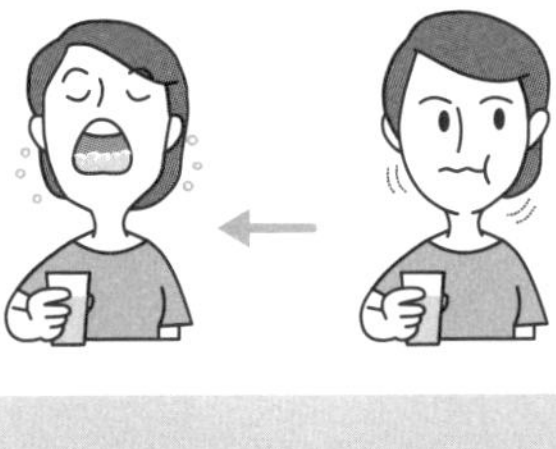

▼治療中的飲食生活▲

治療過程中的飲食指南 126
■均衡攝取營養為飲食的基本標準 126
■避免極端的飲食限制造成不適 127
■以飲食調整並補足體力 127
■吃不下就不要勉強自己 128
口腔護理重要的原因 129
■舌苔也是造成味覺失調的原因之一 129
■刷牙時也要清理舌苔 129
調整飲食習慣，以易於進食為主 130
■治療中的飲食指南 130
■常見副作用的飲食對策 131
根據身體狀況選擇進食 134
■吃不下，就等吃得下時再吃 134
■喜愛的食物也須適量 134
■記錄每天的飲食，進行飲食管理 135

▼每日肌膚護理▲

養成保養肌膚的習慣 136
■每日肌膚護理非常重要的原因 136
■基礎在於清潔、保濕與避免受到刺激 136
選擇不刺激肌膚的洗面乳 138
透過泡澡舒緩身心靈 140
刮鬍子也要保養皮膚 142
■洗臉時注意避免過度清潔，以防皮脂流失 143
■養成使用保濕用品的習慣 143
防止肌膚曝曬於紫外線中 144
■肌膚會因為曝曬於陽光下而曬傷 144

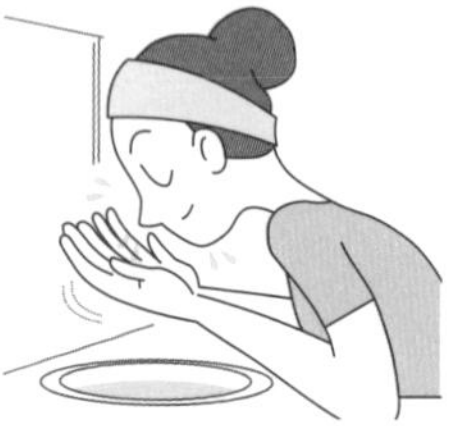

▼掉髮護理▲

進行治療之前應先做準備 146

■把頭髮剪短吧！ 146
■治療進行之前，保留充足時間做好準備 146
■確實清潔並勤護髮 147
選擇適合自己的假髮 148
■確實理解假髮的使用時間與方法 148
■假髮製造方法的不同與其特徵 148
■假髮材質的不同與其特徵 149
搭配使用帽子及圍巾 150
■在家放鬆時的各種搭配 150
■不戴假髮外出時的各種搭配 150
眉毛、睫毛也都要遮蓋到 152
■不改變他人對您外表印象的方法 152
■回家後確實卸妝能使肌膚變得較清爽 152
專欄5 化療會影響懷孕或生產嗎？ 154
專欄6 工作暫停導致收入減少該怎麼辦？ 154

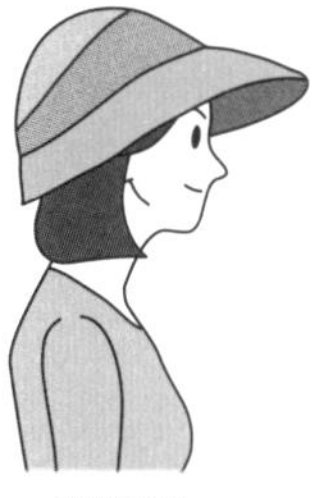

假髮帽

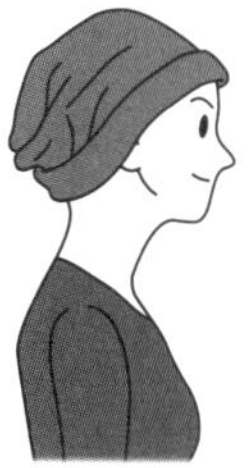

化療帽

Chapter 4 癌症病友的心路歷程

經驗談❶ 乳癌治療的經驗分享
工作狂人生中的不速之客——乳癌 156
經驗談❷ 骨髓增生不良症候群的經驗分享
走過突如其來罹患重症的心路歷程 170

推薦序1

三大關鍵，戰勝化療副作用！

◎陳建志
和信治癌中心醫院
大腸直腸外科碩學主治醫師

根據最近的統計資料顯示，隨著現代醫療的進步，人類平均壽命的不斷延長，約有超過一半的人終其一生會罹患一種以上的癌症，在接受癌症的治療過程中，化療扮演了一個讓人又愛又恨的角色，它是肅清躲藏在體內壞細胞的重要功臣，但是它所帶來的副作用卻也讓人深受其苦！在我的專業生涯中，陪伴過許多病人經歷化療的過程，我深深體悟到要**戰勝這個挑戰的關鍵有三：充分地理解**、**足夠的準備**、以及**樂觀的態度**！

原水文化所出版的這本《癌症化療生活照護全書》雖然是翻譯自日文的書籍，但是由於日本社會文化與台灣相去不大，個人覺得內容相當符合台灣病人的需求，同時也解答了許多病人想問卻無從問起的問題。書中內容從癌症的成因談起，深入簡出地介紹各種癌症的治療，以及如何與醫生溝通並選擇適合自己的治療方式。事實上，如何在被告知自己罹患癌症後的荒亂情緒中平復，接著理智地面對疾病，這對病人與家屬來說都是需要學習的，而這本書提供了一個清晰的指引和可行的方法。

文中除了詳述化療的效果與相關的副作用之外，讓我覺得最貼近病人需求的是本書還對這些副作用提供了實用的處理方法，就像是一本工具書，讓病人即使無法諮詢到相關的專業人員，也能及時得到對策以減緩這些副作用所帶來的不適。除了生理方面的不舒服之外，病人在接受治療的過程中，心理方面的挫折有時可能帶來更大的傷害，如同書中所建議的，我一向鼓勵病人應該要勇敢而且坦誠地訴說自己的煩惱，尋求相關專業人員的協助，調適自己的心情以緩解不安的情緒。我也時時刻刻提醒自己要讓病人知道，當他們需要幫忙的時候，我們一定都在！

我建議每位因為癌症而必須接受化療的病人與家屬，都應該閱讀這本書，可以當成一本工具書，協助自己面對這場人生的挑戰。相關的醫療人員，更應該好好詳讀這本書，才會知道病人需要什麼？而我們自己可以為病人做些什麼？在此，我要對每位參與化療這場戰役的病人與家屬說，雖然我們都不知道將來會發生什麼事，但是我看到了你們的努力與堅持，這一定會讓各位接下來的人生過得更不一樣，祝福大家！

推薦序2

癌症並不可怕，接受治療重新站起來

◎彭汪嘉康
臺北醫學大學
臺北癌症中心醫院創院院長

城邦出版集團的原水文化企畫編輯梁瀞文小姐邀請我推薦《癌症化療生活照護全書》這本書。本書監修者中川靖章院長曾擔任過日本紅十字會醫學中心化療部門主任，現任中川內科診所院長。本書是他以二〇一三年自己寫的第一本書《化療生活照護全書》（暫譯）內容為基礎，輔以近十年來的化療標靶藥物發展情形進行增修。

如歷史記載屬實，秦始皇曾派徐福率300童男童女遠渡東瀛尋求長生不老之祕方，那麼日本民族應該跟我們一樣都是漢人的後裔，在藥物的反應上應該可以用來作為借鏡。

日本癌症的發生率及存活率與我國相似，且日本的癌症死亡率也已逾三十五年穩居日本國民的死因之首。日本是全球高齡化最快的國家，高齡化居世界第一，男性平均壽命81．25歲、女性為87．32歲，高齡化也造成

2人中就有1人罹癌的情形。所以，中川靖章院長的這本書就成為日本癌症化療生活的必備書籍，甫出版即暢銷全日本。而本書則增加了癌症篩檢指標、檢查儀器的精準、電腦的多樣化、癌症治療方法的說明；全身性（化療、標靶藥物、荷爾蒙）及局部治療（手術、放射治療等）時所需注意事項。另外，對於病患治療上的意見、治療時的心理準備，及種種副作用的面對及舒緩，都有詳述。

書中最特別的是新增的經驗談，以二位病患（乳癌、及骨髓增生不良症候群患者）的現身說法，詳述如何從決定接受手術，到全程治療過程中所產生的副作用及感染等等。整個過程從看破生死，到獲得心靈的慰藉；從接受自己，到接受周遭的親朋好友、醫護人員，直至最後再一次地獲得重生，再再都引領我們像親身經歷般地感受到這些驚險的歷程。

這是一本容易閱讀的書籍，能讓我們覺得癌症並不可怕，病患按部就班接受正規治療，定能再一次地站起來。推薦給大家！

推薦序3

化療也能輕鬆過生活

◎蔡松彥
安泰如康學院院長
《心轉癌自癒》作者

本書是由日本中川靖章醫師根據日本癌症的狀況寫給癌症患者的衛教指南，中川靖章醫師的背景為血液腫瘤科醫師，其專長是以化學治療來處理癌症患者，因此此書雖然涉及對癌症的整體性介紹，但主要內容是以化學治療的內容所占的角色為重，可以讓很多躊躇於是否要接受化療的罹癌民眾，對於化學治療的適應症、可能療效、副作用及其因應之道等，都能有一些全貌性的了解，而不至於對化學治療產生了不必要的排斥或恐懼心理。

該書中的前面篇幅是針對日本癌症的流行病學狀況略作說明，因國情不同，所以對於在台灣的民眾而言，有些數據並不適合台灣，此章節僅供參考即可。但在台灣，癌症持續三十七年長期位於十大死因第一名是不爭的事實，雖然沒有如書中所述每二人就有一人罹癌，但其數字也漸漸逼近此數字，其原因主要是人口老化，另外，在台灣，因整體外在環境所致（細節可參考拙著《心轉癌自癒》一書），台灣的癌症同時還有年輕化的趨勢。

有關飲食部分的章節，因為國情不同，所以書中對於化療中飲食的調理建議，讀者可自行斟酌調整參考。另外，最近幾年低醣生酮飲食用於癌症的輔助療法已更加受到重視，但此書對此沒有特別提及，因此建議讀者可另行參考上述拙著或其他的相關參考書籍。此外，第134頁中提到化療後可適當飲酒的意見，我個人建議還是盡量避免，以免增加肝臟新陳代謝的負擔，使癌症的復發風險可能增加。

另外，第48頁中有關對於不同癌症的藥效作用分類，可能會讓某些癌症患者產生不必要的恐慌，因為書中有些癌症對於化學治療的效果可能不佳，但不見得對於其他的療法如手術及放射性療法等的效果不好，例如甲狀腺癌雖然對於化學治療的效果可能不佳，但是早期的手術及碘131的療法常有很好的預後，因此讀者在閱讀此章節時，如有疑問，應再請教專業的醫師為宜。

總體而言，坊間有關癌症的書籍不少，但此書是目前市面上對於癌症在化學治療方面特別詳細說明的著作之一，可以**讓即將或可能面臨化學治療的患者有一完整的資訊可以依循，使癌症患者對於化學治療有正確的認識，而能免於未知的無謂恐懼或無知的過度抗拒心理，安然地接受治療，並得到最佳的可能預後**。

我個人身為得過癌症並接受過化療但已痊癒的臨床醫師，很願意推薦此書給有此需求的患者，期待每個癌症患者都能從書中找到他們需要的資訊，幫助他們度過人生的谷底，與我一樣重獲新生。

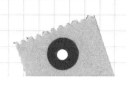

推薦序 4

找出屬於自己抗癌的方式

◎林虹汝
《癌症學校教我的事》作者

在我初罹癌時，並沒有很多抗癌工具書，社群網絡不普及，網路可以查找的資料有限，只能靠醫院提供的衛教資料，再來就是靠自己神農嚐百草，遇到照護問題時找方法解決，成功緩解就記下一筆。

這些年關懷病友，常會被問一些副作用照護，像是口乾、腸胃不舒服、噁心想吐等問題，就都是依自己過去的經驗分享我的撇步，或聽別的病友分享的好方法，再行介紹說明。但總會遇到一些，我沒遇過或聽過的副作用，我也不知道為何會這樣、更不用說該怎麼處理這樣的不舒服，這時只能說抱歉，請他們再問問醫護人員吧。

在閱讀這本書時想起三年多前撰寫《一本讀通血癌》的經驗，當時為了寫癌友生活與副作用照護，除訪談醫護人員，時常翻閱日本的照護書籍，因為日本這類書籍都會圖文並茂、排版很舒服，期待自己能吸取日本書籍的經驗，提供一本有溫度又實用的照護書給病人。

現在有這麼一本日本翻譯書，把癌症化療可能遇到的各種副作用記載詳盡，包括機轉、可行的照護方式，用很簡單的文字呈現病人最想問的問題並提供解答。除化療副作用的照護，書中第一章將每項癌症治療的目標說明清楚、分析優缺點，教導病人該怎麼跟醫師討論，釐清對治療的目標與期待。

身為一位癌症病人、也是一位曾寫過癌症相關書籍的人，讀到這本書後，我知道未來若有人在化學治療、自我生活照護上有任何疑問，翻閱這本書，可以初步回答病人最常問的問題，並提供應對處理，讓病人當下可以放心。

《癌症化療生活照護全書》這本書的出版，相信能提供不同階段的病友（特別是初罹癌者），幫助他們面對疑惑時找到安心且正確的方法處理，進而找出屬於自己抗癌的方式。

審定序

選擇適合的治療方式，重視癌後生活品質

◎王正旭
現任立法委員
基隆長庚醫院血液腫瘤科主治醫師
長庚大學醫學院教授
前財團法人癌症希望基金會董事長

日本中川靖章醫師是資深腫瘤科醫師，服務於日本紅十字會醫學中心，同時又開立診所擔任院長，有非常豐富的癌症醫療經驗。他以二〇一三年出版的化療生活照護全書為基礎，再根據近年的新進展資料，增修為這本名為《癌症化療生活照護全書》的好書。

讚許中川靖章醫師的著作是本好書，是有其理由的。其實，台灣坊間討論癌症化學治療及其照護方式的書籍很多，網路資訊蒐集更是隨手可得，但還是推薦專業的醫療團隊人員和接受癌症治療的病人及家屬能細心閱讀本書的內容，並做為因應癌症藥物治療的重要參考。

首先，作者在本書中提出了癌症生存者的時代來臨，傳統的癌症5年存活率應該被重新調整，不僅讓罹癌者能免除對不當的癌名所造成的壓力，更要讓社會重視這些癌症治療後，民眾的各種生活需求，協助他們全

然無縫的回歸到社會與家庭。台灣癌症存活人數也和日本及歐美國家一樣，正快速增加當中，如何善用這群康復者的力量當作國家社會的防癌大軍是值得期待的。

其次，中川醫師簡要的說明了癌症的成因與治療，讓讀者對癌症診療有全貌性認知，也提供醫療團隊做為民眾教育的參考資料，尤其重要的是提醒大家怎麼看待癌症治療的目標。

接著針對本書的重點，化學治療及其副作用進行完整的陳述，可貴的是，中川醫師提醒大家要**學會選擇適合自己的治療方式，並且積極尋求第二意見**，這些和癌症希望基金會透過癌症希望護照來培育病人抗癌能力非常的類似。另外，中川醫師也鼓勵病人要試著傾訴自己的煩惱，並嘗試參與病友組織，來調試各種壓力。

最後，作者中川醫師指導病人和家屬如何透過日常生活的祕訣以及互相支持的力量，順利度過艱辛的化療階段。當然這些也都能提供給醫療團隊好的照護方法，讓醫病雙贏。

可惜的是，本書對於免疫節點抑制劑應用於癌症治療，由其是黑色素癌的新進展沒有太多著墨。癌症免疫治療的發展，改善過去轉移性黑色素瘤的預後，而這也會是今後的治療趨勢。非常感謝原水出版社讓我有機會先睹為快，並提供上述意見以饗讀者。

減少化療期的痛苦，提升生活品質

◎中川靖章
前日本紅十字會醫學中心化療部門主任
現任中川內科診所院長

本書是以二〇一三年出版的《化療生活照護全書》（實業之日本社）內容為基礎，再根據化學治療的最新發展情形及其因應對策部分，進行修改出版。

近幾年隨著健康檢查的普及以及檢查技術的進步，癌症的早期發現和預測有效的治療方法，也變得比較容易。另外化學治療的發展速度令人稱奇，目前也持續在開發過去所沒有的藥物作用機制，其中以標靶藥物最具代表性。

我希望能透過癌症早期發現、早期治療，以及新型藥物的品項增加等，來改變患者對於癌症治療的認知。就早期來說，很多人被宣判得到癌症時，都會感到很絕望。但現在無論哪一期的癌症，患者都能夠與之對抗。由於支持性療法的進步發展，能降低化學治療的副作用，患者也可以選擇門診化療。抗癌的同時，重新回歸社會工作的患者，也逐漸增加。

癌症是一種嚴重的疾病，這是從以前到現在都沒有改變的事實。患者也都一定會覺得：「為什麼是我……。」但現在為了讓患者接受事實，並積極接受治療，我們組成了堅強的醫療陣容。而患者本人和家屬們也都會是這個團隊的一員。

此時，**患者本人的自我照護也是一件重要的事情。減少治療過程中的痛苦、提升患者生活品質（QOL）的同時，維持患者想繼續接受治療的意願是比較理想的。**尤其如果對藥物副作用的照護不確實，就會造成治療的延宕、甚至是中止，導致患者病情惡化。因此，我也想盡可能地讓患者更理解藥物的副作用及自我照護的方法，這也是本書的主旨。而我們醫護人員，就是扮演著協助患者達成以上項目的角色。

我於先進醫療機構「日本紅十字會醫學中心」，以及自己開設的診所中擔任醫師，希望可以讓醫療服務更貼近民眾。自從開設診所以來，有很多患者都跟我說「在大醫院無法這麼詳細地了解資訊」，也有許多患者遠道而來，這些都是令我感到驚訝的事情。雖然很多事情都是只有大醫院能做得到，但診所的好處應該就在於讓患者能夠輕鬆就醫吧！雖然大醫院與診所彼此有著不同的功能，但標靶藥物的進步，讓診所也能夠開始提供癌症治療的服務。如此一來就能透過醫院和診所的分工，發揮彼此的長處。我也抱持著「盡可能的陪伴患者，要和患者一起抗癌」的想法，寫出了這本富含許多化療相關知識的書籍。

最後，我更要向在這本書出版的過程中盡心盡力的所有工作人員，致上我最深的感謝。

Chapter1

關於癌症
您不可不知的大小事

現代人罹患癌症的比例增加，是真的嗎？

兩人之中就有一人罹癌？

「在日本，兩人之中會有一人罹患癌症，三人之中則會有一人死於癌症。」

近幾年我們經常會提到癌症這個名詞。而癌症也在一九八一年躍升為日本人主要死因的榜首。此後，日本人死於癌症的比例也逐年攀升，也有人認為在幾個先進國家之中，因癌症死亡的比例只有日本是上升的。

從「死因與死亡率的變遷」（圖A）來看，癌症的死亡率毫無疑問的高於其他疾病，其死亡率也不斷攀升。因此從圖分析，我們就可以看出「每兩個日本人之中，就有一人會罹患癌症」這樣的恐怖數據。

▼日本人主要的死因與死亡率的變遷（圖 A）

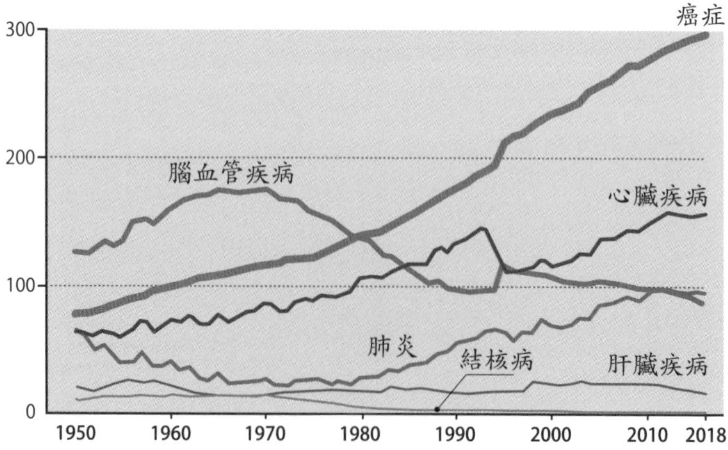

※ 厚生勞動省平成 28 年人口動態統計概況

日本高齡化社會的現況

但是，這樣的數字也可能會引起大眾的不安與恐慌。這其實也是因為癌症死亡的病患年齡，都集中於高齡者的緣故。

以邁入超高齡社會的日本國人平均壽命來說，男性為80．75歲，女性則是86．99歲（二〇一五年）。根據二〇一六年的人口比例分析，65歲以上的人口約占整體比例的27．3％，而因癌症導致死亡率的上升，幾乎也都是以60歲以上的人口為主。

根據國立癌症研究中心的統計，每兩人之中就有一人罹癌。以罹患癌症的風險為例，男性為63％，女性則有47％。從以上的數字來看，確實是可以得出「兩人之中就有一人罹癌」的結論。但重點就在於「病患是於何

▼一生罹患癌症的風險

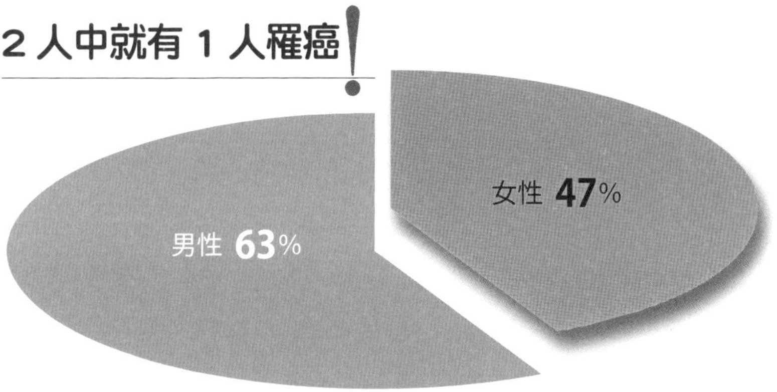

※ 資料來源：日本國立癌症研究中心／癌症對策情報中心（2013年）

時罹癌的呢？」

請看左表「各年齡層男性罹患癌症的風險」（圖B）。以40歲的男性來說，二十年過後得到癌症的機率約為7％，這樣的比例甚至也不到1／10。而2人中有1人罹癌，則是80歲過後的統計數據。

▼各年齡層男性罹患癌症的風險（圖B）

（單位：%）

現在的年齡	10年後	20年後	30年後	40年後	50年後	60年後	70年後	80年後	終身罹癌率
0歲	0.1	0.3	0.5	1	3	8	22	42	63
10歲	0.1	0.4	1	2	8	22	42	—	63
20歲	0.3	0.8	2	8	21	42	—	—	63
30歲	0.6	2	8	21	42	—	—	—	63
40歲	2	7	21	42	—	—	—	—	63
50歲	6	20	41	—	—	—	—	—	64
60歲	16	39	—	—	—	—	—	—	63
70歲	30	—	—	—	—	—	—	—	61
80歲	—	—	—	—	—	—	—	—	54

※日本國立癌症研究中心／抗癌資訊中心

死於癌症以外疾病的人數減少

在這邊我們要再提一次（圖A）「死因與死亡率的變遷」。除了和癌症相當，且容易成為高齡者死因的心臟疾病與肺炎之外，其死亡人數比率近年來幾乎都是持平。而心臟病和肺炎等疾病的死亡率近年也都是持平，沒有太大的變化。

這也說明醫療的進步和生活環境的改善，與因癌症以外疾病而死亡人數的減少是有關係的。沒有因其他疾病死亡而延長壽命的話，就越容易在高齡期罹患癌症，導致死亡的比例也日漸增加。整體來說，日本人罹癌死亡人數持續增加的原因，可以說是因為高齡者總人數增加，以及預防其他疾病的成效、治癒率的增加等背景因素。

高齡者人數增加，罹癌的比例也增加

容易罹患特定疾病等各國的健康概況，會因為國民的年齡組成、平均壽命以及醫療制度、生活與社會環境等，而有所不同。以年齡組成來說，因為高齡與死亡率成正比關係，因此可推論出高齡者較多的國家，死亡率會高於年輕人較多的國家。

而癌症這個疾病本身就是年紀越大，罹患的機率會越高（這個原因我們會在第34頁說明），因此，平均壽命延長，高齡者人數增加，導致國家整體的罹癌率以及死亡率上升，也都是理所當然的事情。

以年齡別死亡率來說

為了要更清楚理解癌症的死亡率變化，我們需要將癌症死亡年齡調整後的數據。

國民年齡的組成時時刻刻都會改變。只要組成結構不同，就無法正確比較每年的數據。將癌症死亡率的年齡統一來看，去掉年齡組成的變因，才比較容易得出統計數據。

以下頁圖表（圖C1、C2）為例，關於一九七〇～二〇一五年間，日本人同樣年齡層罹患癌症死亡率（下）與罹癌率（上）的變化數據，從年齡層調整過後的圖表中我們可以看出，日本全國的癌症死亡率正逐漸下降。您一定會覺得，這個統計數據和前面提過的（圖A）有很大的差別對吧！

▼相同年齡層癌症死亡率與罹癌率的變化
（男女分計／全年齡層）（圖 C1）

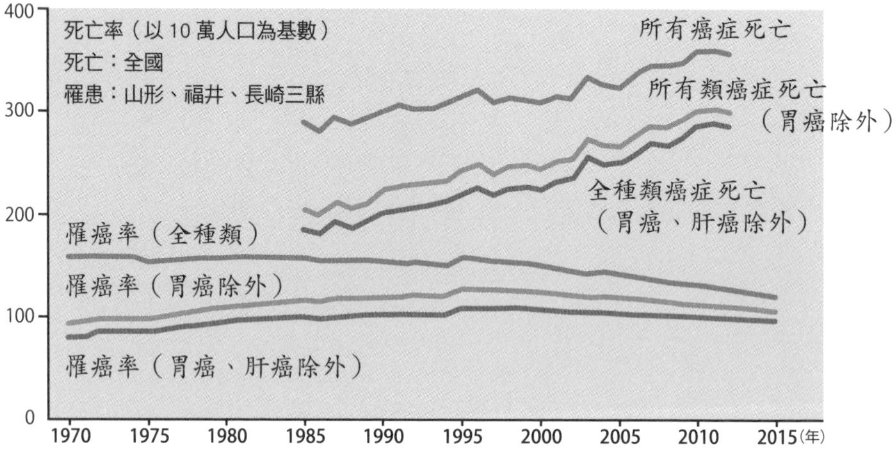

※ 資料來源：國立癌症研究中心／癌症對策情報中心

▼相同年齡層死亡率與罹癌率的變化
（男女分計／未滿 75 歲）（圖 C2）

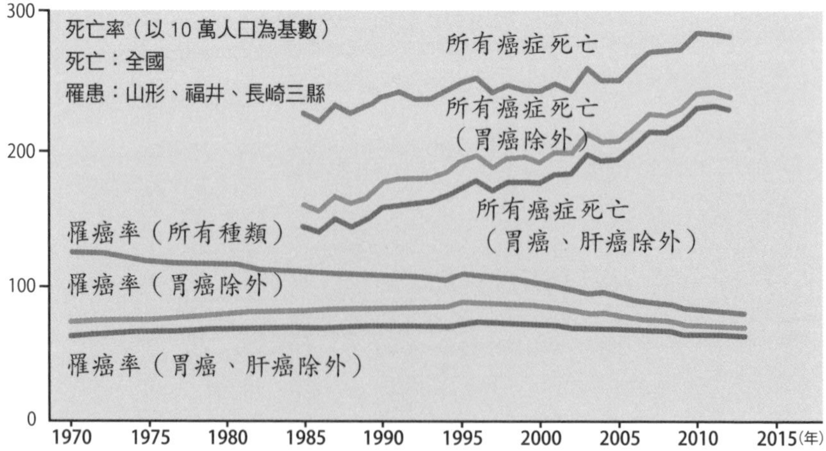

※ 資料來源：國立癌症研究中心／癌症對策情報中心

癌症痊癒的實例增加

接著，我們來看罹癌率的變化吧！

以下是山形、福井以及長野這三個縣的統計數據。從數據可以看得出來，罹癌的人數年年都在增加。如果我們以癌症死亡率和罹癌率的變化來看，就可以得出以下的結論。

癌症患者增加的理由，就是因其他疾病死亡的人數減少以及篩檢技術的進步，使得癌症能夠早期發現、早期治療的關係。

另一方面，雖然癌症患者增加，但死亡率的下降，也可以看得出來，罹癌後治療出現成效的例子正在增加。

從數據可以得知，應該會有更多人對癌症的理解有所轉變。

而癌症依然是日本人死因排名第1名，的確是可怕的疾病，這是沒有改變的。但經過治療，達到成效且預期能夠回復正常生活的患者人數，也逐漸增加中。

註：癌症連續36年居國人十大死因之首，根據衛福部的死因統計，近年國人每年死於癌症的人數已逼近5萬人，占全年全死因死亡人數17萬多人比例約28％；即平均每3人，就有1人死於癌癌。

日漸被重視的癌症治療後生活品質

癌症的十年存活率

二〇一六年國立癌症研究中心初次公開發表「日本癌症的十年存活率」。而十年生存率也就是指確診癌症的病患在罹癌過後十年的存活比例。

在十年存活率發表之前，日本每年也都會公開發表癌症的五年存活率。以五年當作基準，也就是從患者確診罹癌，到治療過後的五年尚且存活，並且沒有復發的話，就可以視為癌症痊癒了。

存活率從五年延長到十年的原因

為什麼癌症的存活率會從五年延長到十年呢？其實就是即使患者癌症復發，但仍存活十年以上的人數也有所增加。這當然與新型化療藥物開發，以及醫療技術的進步有很大的關連。

▼癌症 5 年生存率的變化

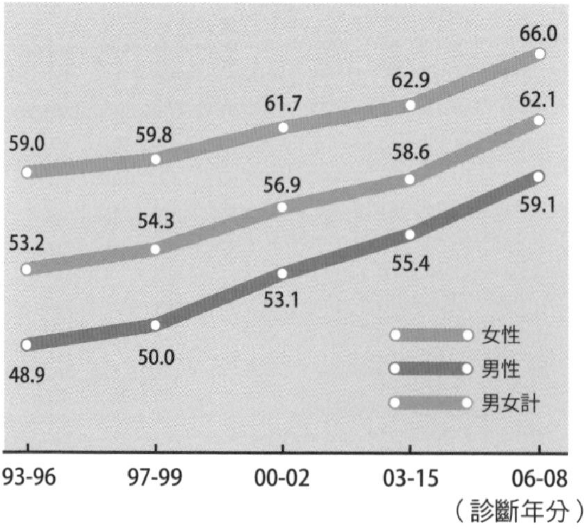

※ 資料來源：國立癌症研究中心抗癌資訊中心製作

這份十年期間的存活率是否值得參考，需要時間等待往後的評價而定。而存活率由五年的標準延長到十年，其實也是就罹癌之後您的生命也可能延長的事實來調整的。

癌症生存者的時代來臨

最近，日本也開始對於「癌症生存者」這個詞有所理解。「癌症生存者」並不是單指癌症痊癒而得以延長其壽命的人，而是被定義為確診癌症的所有患者。

治療結束，即使癌細胞消失、痊癒後，也不代表不需要後續的照護以及支援。癌症治療的後遺症、患者對於復發的恐懼，以及回歸社會尋找工作、和身邊朋友相處等人際關係的處理，對於癌症生存者來說，卻是一種心理，甚至是來自社會的壓力。

在這個罹癌人數增加，存活率也逐漸上升的時代，即使自己沒有罹癌，也必須對於罹癌的家人或身邊朋友有更多的理解。每個人也都有把癌症當成是自己的事情，來面對它的機會。

「癌症生存者」的概念並不是單指患者本身，也涵蓋了患者的家族以及照護者等。癌症生存者所面臨的問題，包含醫療之外的處置，例如痊癒以及癌症復發後的對策等，對患者來說，都是絕對必要的資源。

癌細胞的形成

隨著老化而增加的基因缺陷

人的身體是由數十兆個細胞組合而成的。身體裡的某些細胞會凋亡，取而代之的則是新細胞的生長。重複細胞凋亡與再生的過程，就是身體保持健康的機制。

新的細胞是由細胞分裂而產生，而在細胞分裂的過程中，新的細胞會複製母細胞的DNA。這些DNA可說是細胞設計圖的一部分，因此正確地複製這些DNA也是必要的過程。

但就像再完美的人，也會有他的缺陷一樣。DNA的複製遺傳也會有錯誤。我們就稱為「基因遺傳缺陷」或是「突變」。而遺傳基因的缺陷會隨著老化而增加。如果多次重覆複製有缺陷的基因，細胞就會逐漸劣化。

癌症基因與抑癌基因

一旦基因出現缺陷，如DNA的變異和增加等，都會促使癌症基因活化。反之，當然也有抑制癌症產生的基因存在。

抑癌基因具有修復基因遺傳缺陷，以及防止癌細胞繁殖的功能。如果抑癌基因在體內占優勢的話，癌症就不會產生。但如果因不明原因，導致癌症基因的作用變強，抑癌基因的優勢減弱，癌細胞就會開始異常繁殖（參閱第35頁圖）。

▼癌症的發病機制

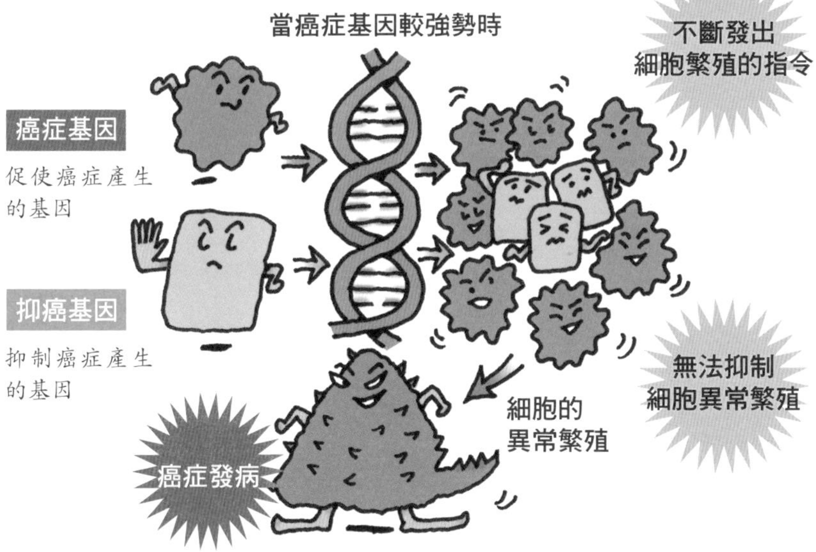

當然，這不會只是DNA的某處發生變異就導致罹癌，而是多處嚴重變異才會導致癌症形成。

癌細胞的增長是毫無規律可循的

健康的細胞，一定會有凋亡的時候，但癌細胞不會自然而然的死亡，而且如果置之不理，癌細胞會變得越來越大，也會擴散至周遭（浸潤）。甚至無法抑制癌細胞生長至其他地方（轉移）。

利用像這樣的發病機制，就能夠進行癌症的治療。本書後面會提到的化學治療，也就是使用藥物妨礙癌細胞的生長，進而達到破壞、並縮小癌細胞的成效。

認識癌症檢查項目

癌症檢查項目會因為腫瘤生長的部位以及病程發展進度而有所差異。在此我們將會介紹檢查的內容及檢查時的注意事項。

【血液檢查：腫瘤標記】

身體長了腫瘤，就容易在血液及尿液中，發現平常健康狀態下，不太會出現的物質。這樣的物質我們稱為腫瘤標記指數。而指數的增加，並不代表身體長了惡性腫瘤，有時候良性腫瘤或是其他疾病，都可能造成指數上升。

因此，腫瘤標記指數不會用來確診癌症，而只把它當成一個判斷治療效果，以及確認是否復發的輔助參考而已。

具代表性的腫瘤標記

◎AFP（甲型胎兒蛋白）
肝癌、卵黃囊瘤等

◎CA125（癌抗原125）
卵巢癌、肝癌、膽道癌等

◎CEA（癌胚胎抗原）
大腸癌、胰臟癌、胃癌等

◎CYFRA（細胞角質蛋白19）
肺癌、食道癌、胃癌等

◎NSE（神經元特異性烯醇）
小細胞肺癌、神經母細胞瘤等

◎PIVKA－II（異常凝血酶原）
肝癌

◎ProGRP（胃泌素釋放胜肽前體）
小細胞肺癌

◎PSA（攝護腺特異抗原）
攝護腺癌

◎SCC（鱗狀上皮細胞癌抗原）
子宮頸癌、肺癌、陰道鱗狀上皮癌等

◎SLX（sialyl Lewis X抗原）
肺癌、胰臟癌、卵巢癌等

◎CA19-9（CA19-9癌症抗原）
胰臟癌、膽道癌、胃癌等

◎SIL-2R（免疫功能亢進指標）
非霍奇金氏淋巴瘤、成人T細胞白血病（淋巴瘤）

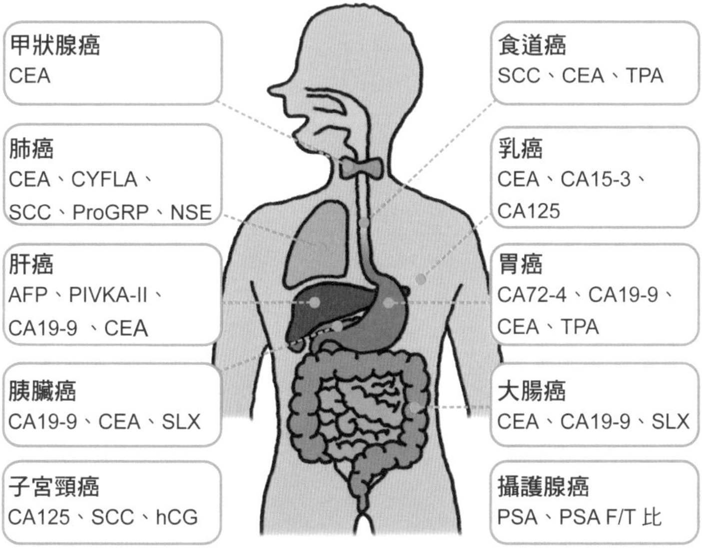

【超音波檢查】

超音波能有效判定乳房硬塊（腫瘤）為良性或惡性。近期也有能將乳腺組織硬度圖像化的機器，且無須擔心暴露於輻射風險之中。即使患者懷孕也能安心接受檢查。

【X光攝影檢查】

X光攝影可以檢查胸腔、軟組織、乳房、腎盂、泌尿器官、消化器官等身體各部位的腫瘤變化。雖然X光攝影有助於早期發現癌症，但還是屬於比較基本的檢查，患者也有必要進行更精密的檢查。

【CT電腦斷層掃描檢查】

針對身體部位照射X光，透過電腦圖像解析結果，能看到身體器官的切面圖型。病變的部位、腫瘤的形狀與大小等，近年來也都能準確地掌握至毫米單位。但因CT檢查需要注射顯影劑，以便清楚得知檢查結果，而其中有部分患者會對顯影劑起過敏反應，因此需要更加注意。

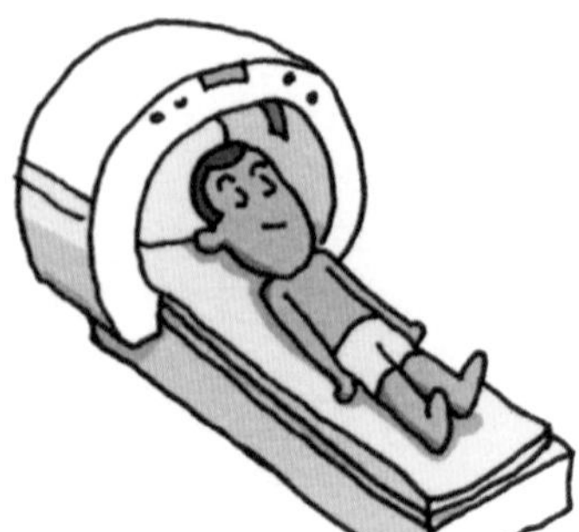

【MRI磁振造影檢查】

透過磁場的變化，以機器檢查身體內部構造，來得到身體橫切面的圖像檢查結果。MRI能從各個角度來看器官的切面狀況，就能發現電腦斷層無法檢查出來的腫瘤。

磁振造影檢查會產生強力的磁場，所以有裝設心臟節律器的患者無法進行此項檢查。如果體內裝有任何金屬物質，也必須在檢查前提前告知醫師以及工作人員。

【正子電腦斷層（PET）檢查】

注射有微弱放射線的藥物，觀察藥劑於體內的分布情形並進行攝影，取得身體檢查的圖像結果。這項全身檢查不會產生疼痛感，且能發現微小的腫瘤，也是近年來非常受到矚目的一種檢查方式。正子電腦斷層檢查能發現甲狀腺癌以及肺癌，但也有比較難發現的腫瘤病變，例如預後比較差的胰臟癌就是一個例子。

【內視鏡檢查】

將前端裝有鏡頭以及探照光的細長管子伸進體內，觀察體內各個器官的狀況、也能採取一小部分的病變組織。特別是這項檢查的高精密度特性，很適合檢查大腸部位，藉此發現微小病變以及平滑的息肉等。

但內視鏡檢查為侵入性檢查，在伸入身體的過程中，會對患者產生負擔，其中也可能產生偶發性過敏等，在檢查前也必須先由醫師詳細說明。

了解癌症的治療方法

理解癌症治療，就從標準治療開始

癌症的治療方法，分為標準治療、其他替代輔助治療或是先進治療法等。首先，我們要先介紹標準治療法。

所謂的標準治療是以科學證據為基礎，來評斷現階段最適合的治療方法，也就是指手術、化學治療以及放射線治療這三大項目。

手術治療以及放射線治療是最直接針對癌症腫瘤及周圍的部分，進行局部治療的方法。而化學治療是利用藥物攻擊全身細胞，又可分為化學藥物治療以及荷爾蒙治療兩種方法。

患者需要進行哪一種治療，必須取決於罹患的癌症種類、病況、以及患者本人的狀態與期望等。不同的治療方式也都各有利弊，因此患者必須對這些事情有最基本的了解，接著與主治醫師討論過後，再來選擇自己最能接受的治療法。

▼癌症的標準治療

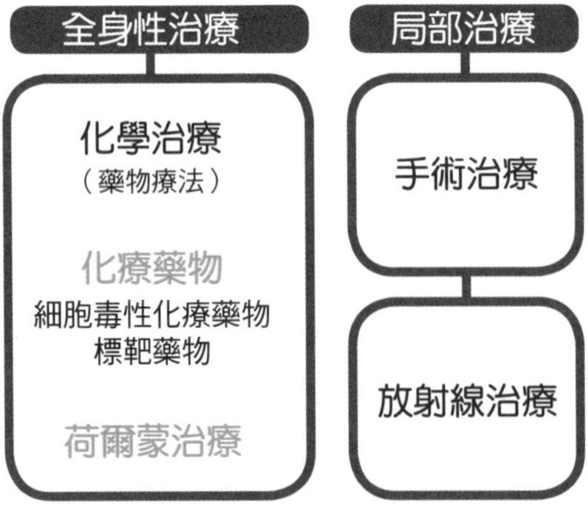

【手術治療】

癌症的轉移，會影響治療結果

手術治療會直接切除癌細胞，同時也視情形需要，切除腫瘤周邊組織與淋巴結。若能完全切除癌細胞，就等同於患者痊癒。例如：若罹患初期胃癌，並且沒有轉移，患者的五年存活率也能達到將近9成，這時手術就是非常有效的治療方法。

但癌症具有可能轉移至全身多處器官的特性，此時就無法藉由手術來完全清除癌細胞，能夠切除的腫瘤大小也有所限制。而手術中要發現微小的腫瘤（轉移病灶）也實數困難，因此患者術後復發的例子也不在少數。

近期為了提升手術治療效果，在患者接受手術前會先進行化學治療，或是放射線治療前先縮小癌細胞的程序，也就是所謂的「術前化療或放療」。

▼手術治療的優缺點

優點

☑如果能完全清除癌細胞，就有可能痊癒。

☑近期透過內視鏡、腹腔鏡等，對身體負擔較小的手術方法逐漸增加。

缺點

☑開刀切除腫瘤會對身體造成負擔。

☑一旦癌症轉移，就必須併用手術之外的療法。

【化學治療】

藥物作用於全身，提升治療效果

藥物、荷爾蒙治療等化學治療，是由藥物經血液循環至全身來抑制癌細胞的分裂以及破壞癌細胞。

相對於手術及放療，只針對切除與照射的部分進行治療，化療則是一種全身性治療。即使癌症轉移至他處，也能繼續進行化學治療。

化學治療的對應範圍很廣，包含白血病（血癌）以及惡性淋巴瘤、睪丸癌等，都能透過化療得到改善。根據患者的病況，化學治療的目的也分為抑制腫瘤生長蔓延、症狀改善、預防復發等眾多項目。而化療也能結合其他治療、或是使用多種藥物組合來達成預期的效果。

當然，化療的缺點就是藥物會作用於全身，對身體來說也是一大負擔。而透過血液循環至全身的藥劑除了癌細胞外，也會影響正常的細胞，造成眾多的副作用。因此，預防與緩解這些副作用就非常重要。

▼抗癌藥物（化療藥物）的種類

抗代謝藥物	利用癌細胞的酵素來抑制其增生。
烷基化藥物	破壞 DNA 消滅癌細胞。
蒽環類藥物	屬於抗腫瘤抗生素，是由微生物產生具有抗腫瘤活性的化學物質，來消滅癌細胞。
有絲分裂抑制劑	抑制癌細胞的有絲分裂來消滅癌細胞。
鉑類藥物	與 DNA 結合，防止癌細胞分裂。
拓撲異構酶	防止合成 DNA 的酵素生成，阻止癌細胞分裂。
標靶治療藥物	以癌細胞特殊因子做為其標靶，針對標的進行藥物作用。

化療藥物的進步

近年來，化療藥物有著非常顯著的進步。其中以分子標靶藥物為首的新藥研發、讓過去不易達到化療成效之胃癌、大腸癌、胰臟癌等的治療成效上升。

而現在也持續開發止吐藥等抑制副作用的藥劑。患者在門診化療的過程中，也可以使用作用較強的化療藥物。

其中化療若與其他治療並用，也能收到不錯的效果。例如：並用放射線治療，提升並達成治療效果。或者透過開刀前的化療，來縮小癌細胞，讓手術的進行能更有效率、更安全。甚至也有透過術前化療，就使癌細胞消失，癌症痊癒的實例。

▼化療的優缺點

優點

☑相較手術治療下，化學治療無傷口。
☑癌細胞轉移、浸潤也適用。

缺點

☑易產生副作用。
☑短期性的免疫力與抵抗力低下。

【放射線治療（放療）】

多管齊下，提升治療效果

放射線療法（放療）雖然和手術治療同屬局部療法，但無須在身體上開傷口，也不需要住院。和其他治療相比副作用較少，治療費用也較便宜。以上述原因以及治療技術的進步為前提，選擇接受放射線治療的患者人數也逐漸增加。

在手術進行前後，放療多與化療並用，也能提升頭頸癌、肺癌、食道癌、子宮頸癌與攝護腺癌的治療效果。然而，放療在胃腸道以及肝癌等病症的成效較差，因此不在此類癌症的主流療法之中。雖然放療的副作用較少，但因為還是有可能傷及癌細胞周邊正常細胞的DNA，患者也有可能出現食慾不振、皮膚發炎等不適症狀。經過放射線治療半年後，也有可能出現遲發性副作用，因此接受放療後也必須定期回診接受檢查。

▼放射線治療的優缺點

優點

- ☑不會產生傷口。
- ☑和其他治療法相比，副作用較少。
- ☑治療費較便宜。
- ☑和其他療法並用較能發揮效果。

缺點

- ☑損傷癌細胞周邊正常細胞之DNA。
- ☑放射線治療需要分多次完成，患者需要長期往返醫院治療。
- ☑可能產生遲發性副作用。

【替代（輔助）療法】

切勿自己判斷病情，諮詢主治醫師意見

免疫療法、溫熱療法、基因治療、物理治療、運動治療、針灸或是中藥等，標準治療以外的替代療法有非常多種。

要知道每種治療的實際效果，只能從個案逐一探討。以全面性的觀點來看，上述多種治療方法的效果，並非是以科學數據來證明的。

雖然不能說非科學實證就沒有效果，選用哪一種治療也還需要尊重患者本身的意願。但是患者如果自己判斷病情，將上述療法與其他療法並用的話，可能對目前進行中的治療產生無法預料的影響。患者若欲進行替代治療，也必須尋求主治醫師的專業意見。

【先進醫療】

經認證安全性與其效果的最新醫療技術

已認證其安全性及效果的最新醫療技術目前雖然還不適用於健保，但將來是否列入醫療保險範圍也經過評估，日本厚生勞動大臣將其特別訂定的醫學方式稱為先進醫療。

先進醫療所需的費用為患者全額自費，當然其中有一部分如：醫師判斷病情、檢查、給藥以及住院費用等，是可以申請一般醫療保險的。癌症治療的先進治療法，目前有質子治療、重粒子線治療（質子治療為放療的一種、重粒子線治療則是照射病變部位的治療法）等也都備受大眾矚目。

註：此處是以日本現況為主，台灣目前也有多家醫院陸續開始提供服務。

您怎麼看待治療的目標

癌症的治療有多重目標

日本的癌症治療以目前來說，是以手術切除腫瘤，作為評估治療效果的指標。而隨著時代的變化，癌症治療的評估標準也有所改變。

長期高居日本國民癌症死亡率第1名的胃癌近年有逐漸減少的趨勢，取而代之的則是肺癌以及食道癌等西歐國家的主流癌症。

再者，高齡化社會中，比起疾病治療，延長壽命的醫療方法則日漸備受重視。隨著醫療技術的進步，僅靠門診治療就能成功回歸職場的患者人數，也有所增加。

治療目的有很多種，而治療效果對患者來說，其所代表的意義也是逐漸受到重視的一部分。

當然，治療以「痊癒」為目標的同時，舒緩症狀、提升患者生活品質（QOL），以及延續生命，都是癌症治療的重要目的。

以這樣的背景為前提，癌症的定義也由「腫瘤」這樣的局部疾病，轉變成「轉移、浸潤」的全身性疾病。

在這樣的變化之下，癌症的化學治療，也就是指從初期到末期的所有癌症治療對策，都日漸受到重視。

▼癌症治療的 3 個目的

痊癒

☑癌症痊癒、緩和
癌細胞縮小、消滅。

☑手術前後的輔助療法
縮小癌細胞，使手術和放療能更確實的執行。

☑預防痊癒後的復發

症狀緩和

舒緩因癌症產生的不適症狀

▼▼

以患者的生活品質（QOL）提升為目標。

延續壽命

盡可能的延續患者生命

▼▼

新的治療法以及藥品有可能使癌症痊癒。

了解藥效作用的標準

單用藥物治療的有效性

癌症種類的不同，會影響化療過程中任一種藥物單獨治療的效果。而針對各種癌症腫瘤的化療成效性，大致可分為以下的四種。

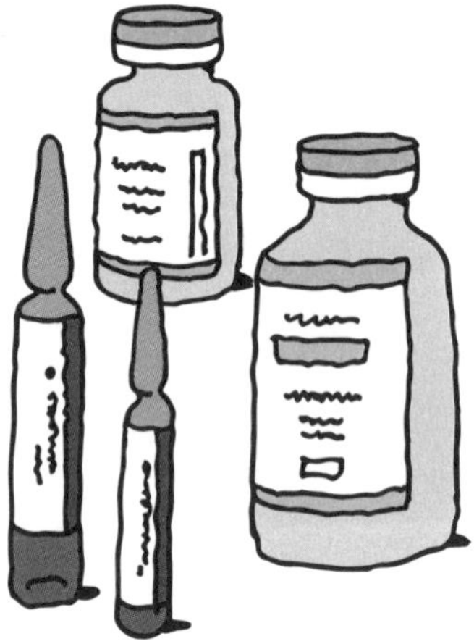

A 預期可治療

成效 80% 以上

* 急性骨髓性白血病（Acute myeloid leukemia，AML）
* 急性淋巴性白血病（Acute lymphoblastic leukemia，ALL）
* 何杰金氏症（Hodgkins disease，HD）
* 非何杰金氏淋巴瘤（中、高惡性）
* 生殖細胞瘤
* 絨毛膜癌

B 預期能延長壽命

成效 50%～80%

* 乳癌
* 卵巢癌
* 小細胞肺癌

＊大腸癌
＊多發性骨髓瘤
＊膀胱癌
＊慢性骨髓性白血病
＊骨肉瘤
＊非何杰金氏淋巴瘤（低惡性）

C 預期能改善症狀

成效 20%～80%

＊軟組織腫瘤
＊頭、頸部癌症
＊食道癌
＊子宮頸癌
＊非小細胞肺癌
＊胃癌
＊膀胱癌

＊攝護腺癌
＊胰臟癌
＊腦瘤

D 預期效果不佳

成效低於 20%

＊惡性黑色素瘤
＊肝癌
＊甲狀腺癌

化學治療的成效會因為用藥組合的不同，以及是否併用其他療法而有所不同。另外，化療的成效也因人而異，也有長期使用同種藥物，而使藥效變差的例子。新藥品的開發可說是日新月異、年年都在進步。我認為未來化療的有效度會再往上提升。

選擇適合自己的治療方式

以自己能接受的治療方式為主

首先，在開始接受化療之前，主治醫師都會向您進行詳細的說明。當然，最重要的就是患者要先清楚、正確了解自己的病況。而這也不是一件簡單的事情。

任何人在知道自己生病時，都是痛苦的。要完全接受生病的現實，也都需要漫長的時間。但在開始治療之前，患者本人接受、面對事實，才能再選擇自己可以接受的抗癌療養生活。到這個階段，患者必須遵照醫師說明，有不清楚或是有疑慮的地方，也都要積極向醫師諮詢提問。

清楚理解治療的優點、缺點

對治療方式有所認知這件事，對患者來說非常的重要，治療的目標也會因人而異，例如像是痊癒、延續患者生命、術前術後的輔助治療等，也都會是患者所考量的。當然，首要任務就是要先理解自己選擇的療法所具備的優點與缺點。

化療的效果與其副作用存在著個人差異。但要在治療前預測幾乎是不可能的事情。以上述事項為前提，患者在治療過程中，什麼時候可以恢復原本的生活模式、對於治療的缺點可以接受的程度到哪裡等問題，也都可以積極向醫師提問、尋求解答。

積極諮詢第二意見

如果沒有辦法接受主治醫師的治療說明，我也建議患者可以尋求第二意見（Second Opinion）。所謂的第二意見，就是主治醫師以外（或是站在第三人立場的醫師）的意見。

尋求第二意見，也就是患者擁有權利，尋求自己可以接受的治療。不必擔心原主治醫師的想法，擅加利用吧。但患者在找尋第二意見的過程中也有可能拖延到時間，造成癌症更加惡化。因此和您的主治醫師積極溝通，清楚理解自己本身的病況，還是最重要的事。

▼治療前的確認事項

- ☑自己的病況
- ☑治療的目的
- ☑選用各治療法的理由
- ☑治療所需之時間與成效
- ☑藥劑種類與名稱
- ☑藥劑的效果與副作用
- ☑治療所需費用
- ☑日常生活注意事項
- ☑是否能將其他療法列為考量
- ☑治療成效不佳時的因應對策

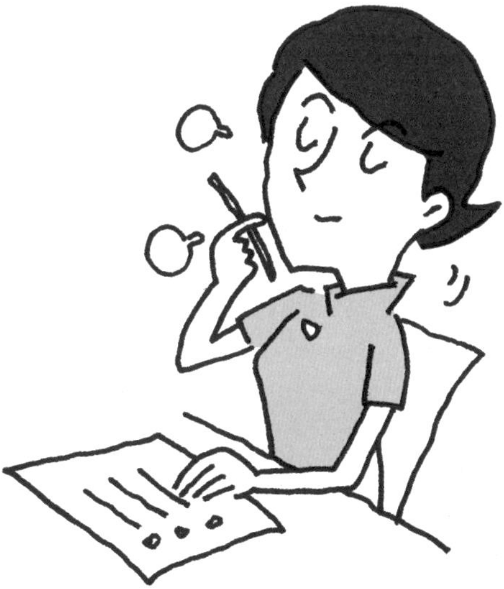

關於門診化療該有的心理準備

往返醫院治療成為家常便飯

隨著投藥時間的縮短、研發比較不會產生副作用的藥物、使用止吐藥來緩和嘔吐等副作用，如同這些支持性治療的進步等，都是癌症門診化療普遍化的因素。

患者必須在化療的密集觀察治療期，以及預期可能產生重大副作用時住院。除此之外，最近選擇往返醫院門診化療的患者人數也有上升的趨勢。

而門診化療對患者來說，能保有平時生活的步調，也能安心定期接受專業治療，是患者所追求的理想治療方式。

門診化療期間您可能發生的預期事項

往返醫院治療期間，也能維持現有的生活步調，對患者來說較為輕鬆，不僅能和家人如往常般安心相處互動、也能繼續工作，或是持續做自己有興趣的事，過著自己想要的生活。

相反地，患者接受治療的過程中，也可能產生諸多疑慮，造成心理負擔。例如：患者對疾病的不安、以及必須忍受治療中的副作用等，又或者因為繼續工作及維持家庭、甚至是育兒等蠟燭兩頭燒，都可能讓患者更辛苦。跟住院治療相比，門診治療和主治醫師的互動時間較少，也可能發生醫病雙向溝通機會不足的情形。

實施門診化療的醫院也會盡可能的考量上

述各種缺點，妥善規劃一套醫療程序來完善各種治療計畫。

學習自我照護的方法，就從現在開始

以主治醫師為主、護理師、藥劑師、營養師以及醫療社工也都會組成團隊全力照顧患者。在大型醫院裡，則會召集各專科醫師會診合作，以提供更好的醫療。

在治療過程中，患者可以隨時向身邊的醫療人員尋求協助，消除心中的疑慮和不安。例如：治療中使用的化療藥物可能產生的副作用、副作用產生的時間點、針對副作用的照護等，都可以隨時諮詢醫療人員的意見。

尤其最重要的事，就是患者必須清楚理解治療的副作用以及其照護方法。即使是輕微的症狀也必須通知醫療人員、尋求協助，讓自己能減輕治療生活中的負擔。

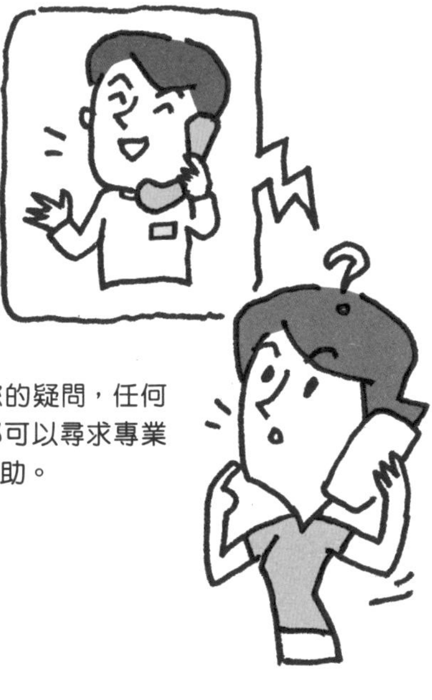

提出您的疑問，任何事情都可以尋求專業人員協助。

理解藥劑的種類與特徵

使用藥物破壞癌細胞，抑制其生長

化療過程中使用的藥劑，可分為化學藥物以及荷爾蒙藥物。其中化學藥物又分為細胞毒性藥物與標靶治療藥物兩種。

而化學藥物治療中，併用多種藥物組合，也是常見的方式。

▼化療藥物：細胞毒性化學藥物

細胞毒性化學藥物分為烷基化藥物、抗代謝藥物、抗癌性抗生素（蒽環類抗生素）、生物鹼以及鉑類藥物等，能破壞並抑制癌細胞生長。但正常的細胞也會受到影響，因而產生各種副作用。

一般來說，化療藥劑多指細胞毒性化學藥物，也就是現今化學治療的主流。

▼化療藥物：分子標靶治療藥物

分子標靶治療藥物大致分為抗體製劑、抗血管增生藥物、訊號傳導阻斷劑、維生素A誘導體以及蛋白酶體抑制劑等。

標靶藥物能利用癌細胞的各種分子特性，作為治療的目標，來抑制癌細胞生長。而部分的標靶藥物，也能透過事前的檢查，來查出癌症的因子（基因等），確認推測藥物是否能達到成效。

因其能單獨攻擊癌細胞的特性，副作用雖然較化療少，但是也可能產生標靶藥物的特定副作用。

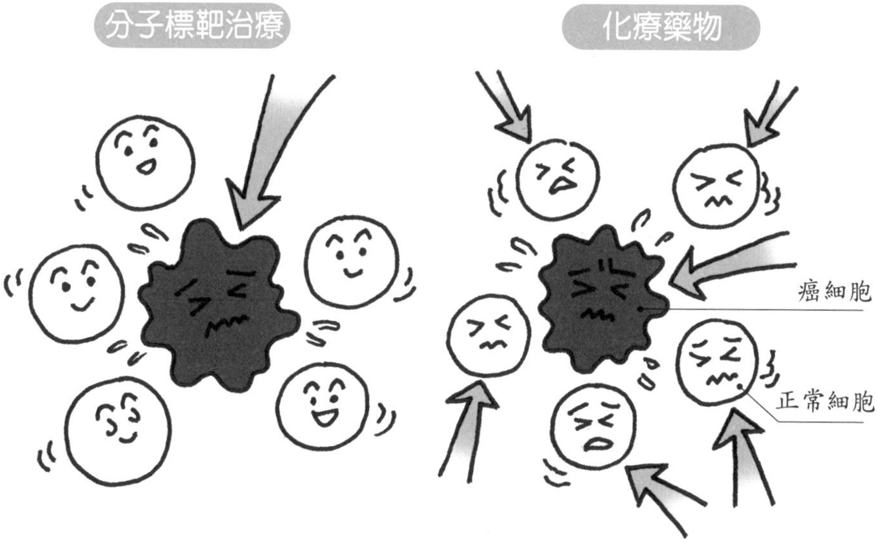

控制荷爾蒙的分泌與其作用——荷爾蒙治療

▼荷爾蒙藥物

乳癌、子宮體癌、攝護腺癌等癌細胞的生長需要荷爾蒙，而荷爾蒙治療也就是針對這幾個項目有所作用。

乳癌和子宮體癌與雌激素（女性荷爾蒙）有關；攝護腺癌則是與雄性激素（男性荷爾蒙）有關。而荷爾蒙藥物的作用，就是控制這些激素分泌及作用，來達到抑制癌細胞生長的效果。

雖然和化療藥物相比副作用較小，但主要還是會出現類似更年期等的症狀，造成患者的不適感。

產生副作用的原因

藥物攻擊癌細胞的同時也會影響其他正常細胞

化療藥物具有破壞、消滅癌細胞及抑制其生長的作用。但也因為化療藥物無法區分細胞好壞而進行攻擊，因此正常細胞受到破壞時，就會產生各種副作用。

多數的化療藥物是針對細胞的ＤＮＡ進行破壞攻擊。而癌細胞分裂頻繁，因此使用化療藥物比較容易進行破壞。但正常細胞裡，分裂頻繁的細胞種類也很多，因次也就容易和癌細胞一樣受到攻擊。這些分裂較為頻繁的細胞，有骨髓的造血細胞、毛髮的毛母細胞、口腔咽喉部位的口腔黏膜、腸胃消化道黏膜以及皮膚、指甲細胞等，都是癌症化療副作用的好發部位。

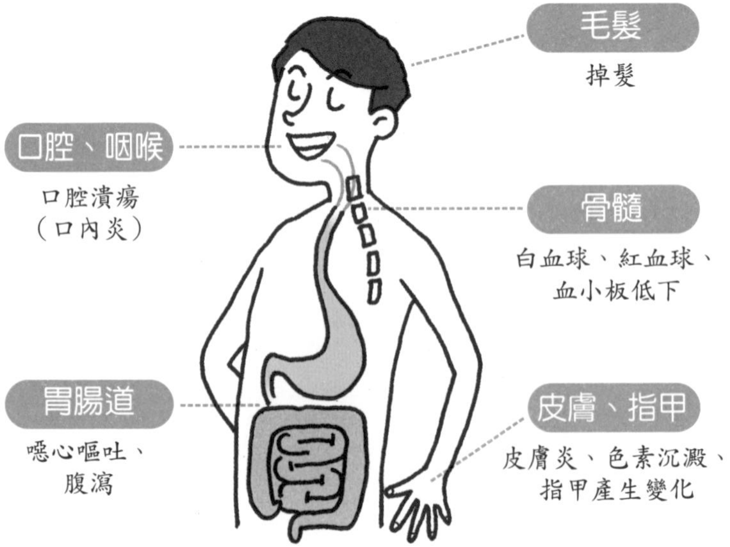

標靶藥物療法也可能產生副作用

標靶治療藥物，其特性為：以癌細胞中特定的分子為標的，來進行破壞攻擊，因此減少攻擊正常細胞帶來的副作用影響，就是標靶藥物的預期成效。

但在臨床上重複進行標靶治療的過程中，也有發生預料外之副作用的實例。

例如：藥物的作用目標細胞裡，有正常細胞存在時，正常細胞也變成目標。像這樣正常細胞也受到攻擊的狀況下，就會產生副作用。

細胞毒性化療藥物的副作用，會根據被攻擊的細胞種類（例如：造血細胞、毛母細胞等）不同，而產生各種不同的副作用。另一方面標靶藥物則是以各藥物的不同特性，產生藥物固有的副作用。

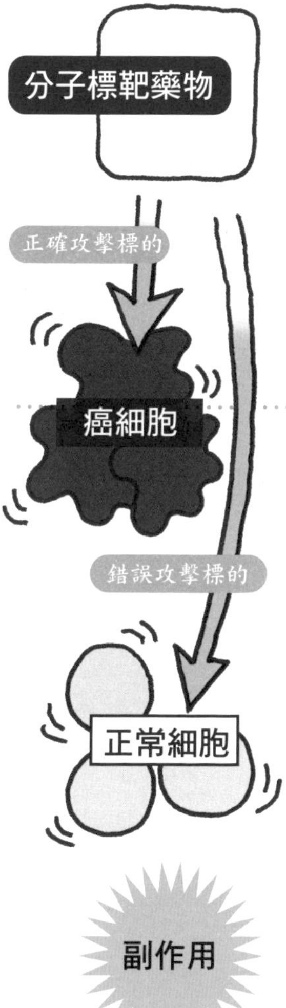
分子標靶藥物
正確攻擊標的
癌細胞
錯誤攻擊標的
正常細胞
副作用

產生副作用的時間點

產生副作用的時間，大致是固定的

正確理解化療藥物副作用的相關知識，有助患者減少對治療的恐懼感，也能避免患者產生不必要的不安。

細胞毒性化學藥物產生各種副作用的機制有所不同。患者大約在什麼時候會產生什麼症狀，大致都可以事先預測。

參照左頁圖，在投以抗癌藥物後，患者可能會產生急性嘔吐或過敏反應等。這是因為身體對化療藥物等外來物質，產生防衛機制，也就是免疫反應，因此患者接受化療藥物治療時，就容易產生以上幾種副作用。

而正常的細胞也會因為受到抗癌藥物攻擊受損。例如：口腔內的黏膜細胞受到攻擊，會在藥物治療後的第二～十天，產生發炎現象；毛髮的毛母細胞受到影響後，會在藥物治療的二～三週後開始掉髮。為了抑制骨髓，會造成白血球在治療後的一～二週開始減少等，像這樣會因為不同的治療時期，而有不同副作用產生。

當然這些症狀不一定全部都會發生，症狀出現的時間點以及程度，也都存在著個人差異。有人在治療過程中會出現強烈的副作用，也有人完全沒有出現副作用。

▼化療藥物的副作用及其出現的周期變化

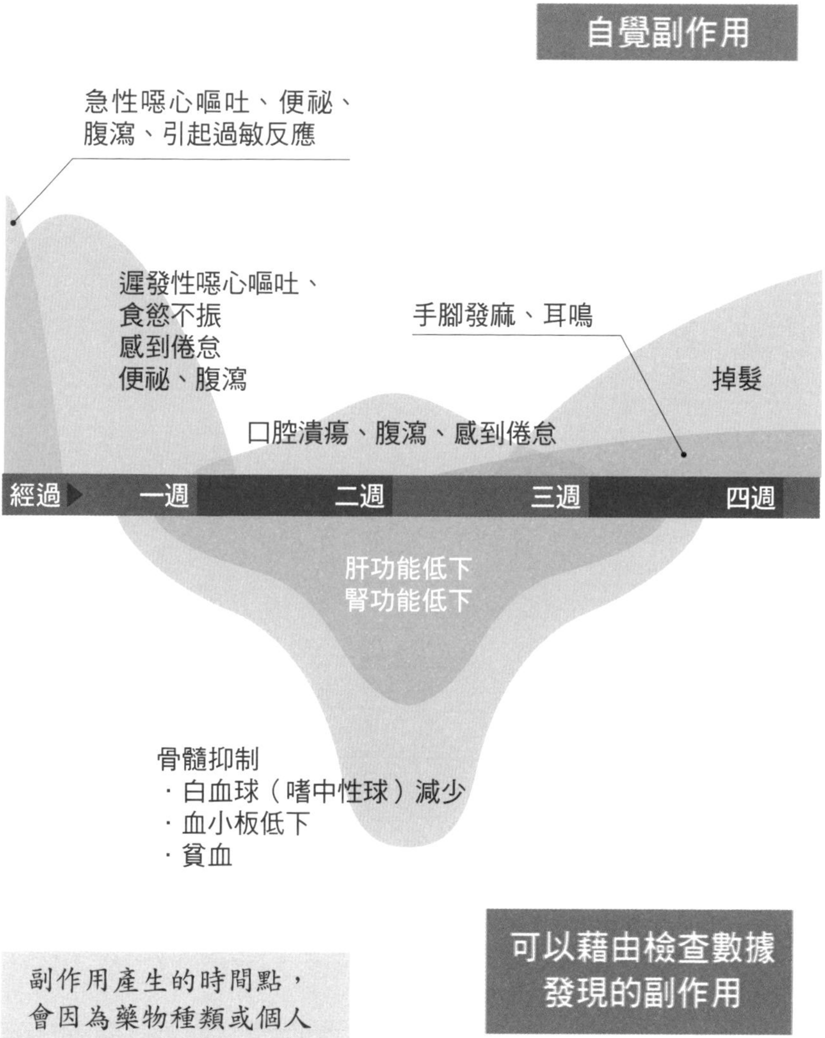

副作用產生的時間點，
會因為藥物種類或個人
因素等產生差異。

緩和副作用的方法

降低副作用的自我照護

在化療過程中，患者幾乎都會因藥物的副作用而受苦，進而希望可以減低藥物所帶來的副作用，過著和平時一般的生活。

產生副作用等症狀時，患者一定要告知醫護人員並接受專業的建議與協助。除此之外，學會日常自我照護的方法，也非常的重要。為了要舒緩這些副作用，自己可以做到許多事情。在此，將針對日常生活自我照護的重點進行說明，而各種副作用產生的症狀以及照護方法，也會在下一章節進行介紹。

重點1 理解治療內容

- ☑理解治療過程中使用的藥劑以及使用藥物的時間。
- ☑確認藥物一般會出現的副作用以及副作用發生的時間。
- ☑了解副作用會因個人體質產生差異。
- ☑不過度操勞、維持生活作息正常，特別是患者在化療期間，必須好好注意身體狀況。

重點2 患者了解自己的症狀

- ☑養成每天記錄治療藥物的資訊（藥物名稱、治療時間以及藥物量、用藥次數等），及自身產生的副作用（副作用產生的時間點、持續時間以及症狀的程度等）。

☑透過記錄上述資訊，大致可以歸納出自己的症狀週期。

☑除了副作用之外，也可能因為其他因素產生其他症狀。

☑對症狀有疑慮時，一定要諮詢主治醫師。

重點3 控制副作用產生的症狀

☑即使副作用輕微，也不要忍耐，並諮詢醫療人員。

☑醫師有開立舒緩症狀的藥劑處方時，請遵照醫囑服用藥物。

☑積極進行日常生活中的自我照護。

☑因副作用感到身體不適時，務必再回診。

重點4 保持輕鬆的心情

☑試著向您信賴的人，傾訴自己的症狀及心情。

☑身體狀況允許時，可以持續自己的興趣，例如旅行等，讓自己感到開心，就能忘記治療的痛苦。

☑心情沮喪時，不要勉強自己，可以掉淚，不要隱藏自己的情緒。

☑感到不適時，不要自己逞強，適時接受周圍的協助。而受幫助的人也應該好好表達感謝的心情。

☑患者也可透過病友組織等等，與其他相同罹病的病友交流。（參閱第69頁）

透過治療舒緩副作用

藉由支持療法，提高生活品質

化學治療的進步，使門診化療成為新選項。因此積極針對副作用進行治療，也就是所謂的支持性療法，其發展也日漸充實。

癌症患者幾乎都會因化療產生副作用，例如：噁心想吐以及骨髓抑制、身體疼痛等。要預防上述這些症狀，除了患者的生活品質之外，治療效果也必須有所提升。

調整藥物使用方法來舒緩、減輕副作用

支持性療法，大概可以分成以下兩個流程。首先要介紹的，是調整藥物的使用方法。

《生化指標：ＢＣＭ》

組合使用多種化療藥物、調整藥物使用時間，來提升藥物療效，達成舒緩副作用的效果。

例如：大腸癌的標準治療方法５-ＦＵ（氟尿嘧啶）／LV（亞葉酸），則是先使用亞葉酸（Leucovorin），再快速投以氟尿嘧啶（5-Fluorouraci）。治療過程中先使用非化學藥物的亞葉酸，使其提升氟尿嘧啶的效果，達到舒緩副作用的成效。

目前的化學治療來說，使用複數藥劑的多藥劑併用法，非常的普遍。而像５-ＦＵ／LV的作用機制，透過提升治療效果，來舒緩副作用，也是常實施的治療法。

支持性療法

根據症狀不同的對症療法

（對症療法實例）

噁心嘔吐
↓
止吐藥

白血球減少
↓
G-CSF 藥物
（白血球生長激素）

疼痛
↓
消炎藥、止痛藥

不同的投藥方法

生化指標（BCM）

組合併用多種藥劑，藉由調整藥劑使用時間減輕副作用。

時間療法

在不容易起副作用的時間內施以藥物治療。

《時間療法chronotherapy》

癌細胞的分裂與增殖通常都在晚上比較活躍，白天則相反。癌症時間治療法即是利用這種特性投藥，在比較不會產生副作用以及藥效較強的時間帶內，對患者施以藥物治療的方法。

還有一種療法能夠抑制患者噁心想吐以及感染等副作用，我們稱為對症療法。

▼噁心、嘔吐

因為藥物副作用導致的噁心、嘔吐有三種，大致可分為投藥後立即發作，也就是急性嘔吐、以及投藥後過了一段時間，才出現噁心嘔吐的現象，我們稱為延遲性噁心嘔吐。另一種則是患者在治療前的心理預期因素導致的噁心嘔吐。

近期的止吐藥也分別由噁心嘔吐的原因、類別，組合成具有不同效力的止吐藥，來確實舒緩患者的症狀。尤其是一九九〇年代問世的5-HT3受體拮抗劑大幅提升止吐藥物作用，也提高了患者的生活品質（QOL）。

▼因白血球低下導致感染

負責製造血液的骨髓，因為細胞分裂較頻繁，所以也比較容易受到化學藥物的攻擊。如果骨髓功能受到影響導致骨髓抑制產生，就會引起嗜中性球（白血球的一種）低下，患者也容易因此感染。較嚴重的個案也有可能必須暫時停止化療。

因此一般常使用G-SCF（白血球生長激素）來增加骨髓中的嗜中性球。而G-SCF的功用就在於可使骨髓中的嗜中性球原型細胞增加，以期待嗜中性球增加而增強抵抗力。

▼疼痛的緩和

當癌細胞侵犯到骨頭或神經，患者就會感到疼痛。癌症引起的身體疼痛在不同階段也有不同的用藥。輕度疼痛一般使用非類固醇止痛消炎藥（NSAIDs）或者是乙醯胺酚（Acetaminophen）等非鴉片類止痛藥。中度疼痛則使用磷酸可待因（Codeine Phosphate）等短效止痛藥；強度疼痛就必須使用嗎啡等強效鴉片類藥物。

癌細胞轉移至骨頭的疼痛和患者的生活品質下降也有關連。轉移至骨頭的癌細胞會使破骨細胞活躍，造成患者容易有骨折的風險。

癌症轉移至骨頭時的治療，就能使用一般骨質疏鬆症藥物——雙磷酸鹽（Bisphosphonate）。雙磷酸鹽藥物具有抑制鈣質從骨骼游離出來的作用，能提高骨質密度，舒緩癌症骨轉移的疼痛及減少患者骨折的風險。

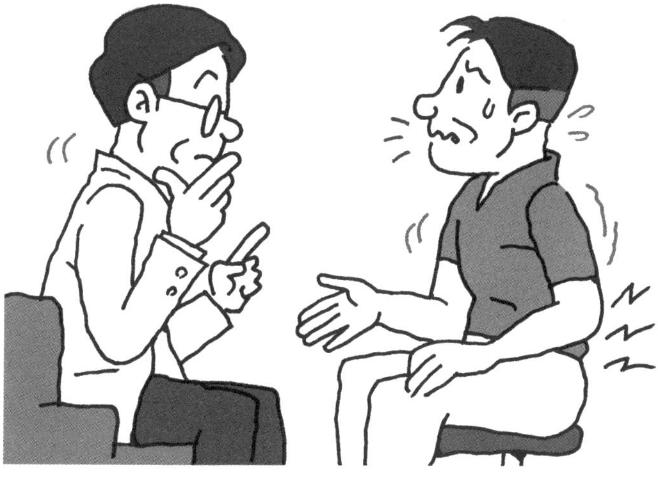

創造更高品質的治療

團隊醫療成為患者的依靠

癌症治療有很多種方式。而患者一人面對多位不同的專科醫師，也非常普遍。協助患者治療的不只有醫師，護理師、藥劑師、營養師、醫療社工等跨領域的醫護相關人員，也都是患者治療及照護時，不可或缺的重要角色。

聚集各專科醫療人員組成一個專業團隊，就是所謂的團隊醫療。具體的團隊組成結構，雖然會因為醫療機構而有所不同，但患者與家屬也一定會是團隊的一員。

明確表達自己的身體狀況

患者在治療過程中，先理解醫護人員的工作職掌後，也能接受各種專業意見協助。例如：患者能向藥劑師諮詢治療相關藥物的服用方法與副作用，也能向營養師諮詢目前自己的食慾狀況及不能吃的食物等，接受食品營養相關的照護協助。

重要的是：患者在治療過程中，必須認同自己也是治療團隊的一份子。明確地向醫護人員表達目前的身體狀況，也能讓治療過程更加順利。

▼團隊醫療的組成

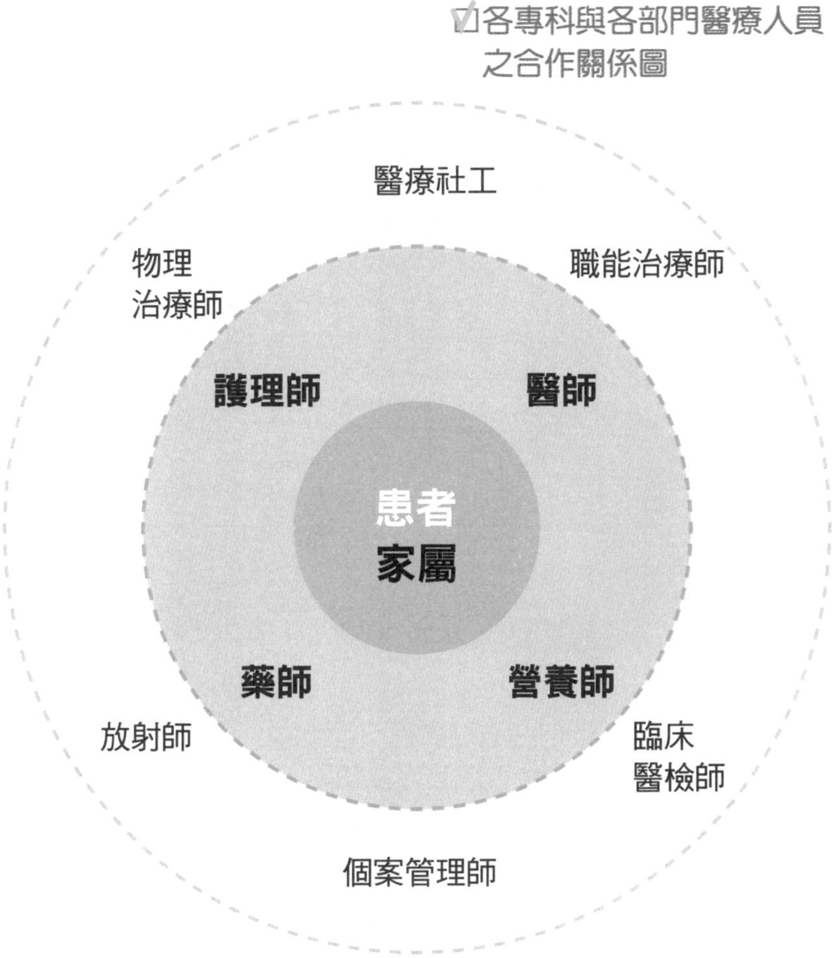

☑各專科與各部門醫療人員之合作關係圖

☑醫療團隊

營養諮詢支援、復健諮詢支援、褥瘡狀況管理、緩和治療照護等。

試著傾訴自己的煩惱

學習治療的相關知識

癌症治療是以患者本人能接受的治療方式為主。不管是哪種方式，也都會有相當程度的副作用與併發症。因此醫師最主要的工作，就是考量各種治療的優缺點，並告知患者目前最有利的選擇。為了要選擇正確的治療方式，患者當然也必須具備治療的相關知識。

隨著網路的發達，關於癌症的資訊也能快速地取得，但也因為這些資訊五花八門，要尋找到最適合自己的方式，就不是這麼簡單的一件事了。

患者在查詢資訊時，必須確認資料的來源是否可以信任，且不具偏頗觀點，更不要只依靠單一觀點的資訊。

尋求相關諮詢管道

當然患者在治療期間，也可以利用相關管道尋求協助。例如：全台各縣市的癌症資源中心，設有患者諮詢中心，患者也能尋求護理師、社工師等的協助（個人診斷資料以及檢查方法不在此限）。

而關於「癌症資源中心」相關資訊您也可以點擊「癌症資源網」的網頁查詢。

嘗試參與病友組織

以患者的角度來說，能夠和患有相同疾病的病友互相交流、支持，在精神層面上是一種非常大的鼓勵。擁有相同困擾的人，他們的親身經驗也是患者可以參考的地方，另外，病友們也可以藉此互相鼓勵、放鬆心情，讓心情變得愉快。

癌症治療的研討會、交流會等，都是病友可以互相認識、互相交流的平台，患者也可以瀏覽以下網站，得到更多資訊。

▼相關資訊

癌症資源中心：

http://www.crm.org.tw/Center_List.aspx?ID=1

不同癌症有不同的癌友支持團體，可參考下列網站：

http://www.crm.org.tw/MenuList.aspx?MID=35

專欄1

腫瘤內科（血液腫瘤科）醫師的專長領域是？

以化療為主要專長之專科醫生

腫瘤內科醫師，就是癌症治療專科醫師。以前的癌症治療多半以手術為主，因此過去也多半是由外科醫師，來負責患者的化學治療相關部分。而因為化學藥物、分子標靶藥物等的進步，化療也成為一個專科，因此現今主要負責化學治療的醫師，也就是腫瘤內科醫師。在這些腫瘤內科醫師當中，也特別有精通於癌症化學治療的醫師，我們稱為「癌症化療專科醫師」。而在日本的化療專科醫師人數也年年都有增加的趨勢。

註：台灣大多稱為血液腫瘤科，此為日本情形，台灣化療一般由腫瘤科醫生負責。

專欄2

門診化療患者家屬的注意事項

家屬須注意不要接觸到化療藥物

化療藥物的作用以及副作用因應措施的進步，使門診化療的患者數增加。化療藥物不再只是傳統的點滴注射，也可以是口服藥或軟膏等，可在家使用的藥品。但化療藥物通常具有細胞毒性，處理或收納時，必須小心。

處理化療藥物前後，必須先洗手，盡量避免在沒戴手套時接觸藥物。化療藥物也必須和家庭用藥分開放置，並放在孩童不易拿到的地方。

避免直接接觸患者的嘔吐物或糞便等排泄物。處理化療藥物要十分小心，不小心接觸到眼睛時，也請立即就醫檢查。

Chapter2

21種常見
化療副作用
的症狀與照護

症狀1

▼全身性的化療副作用▲

想吐（噁心、嘔吐）

引起噁心嘔吐的原因？

噁心、嘔吐等，都是大多數癌症患者在化療過程中會出現的副作用。而化療藥物刺激到腦神經中的嘔吐中樞，造成食道或是胃黏膜的損傷，也是患者的胃部、食道黏膜受損、發炎的主因。

而預期性的噁心、嘔吐則是因為患者過去曾有服用化療藥物，並造成不適的經驗，導致患者因心理因素誘發其嘔吐、噁心反應。

勿逞強並尋求專業協助

化療藥物引起的噁心、嘔吐可分為投藥二十四小時之內產生的「急性副作用」以及投藥後數天才發作，並持續約二～七天的「延遲性副作用」、還有精神層面的投藥前心理預期性等三種。

長時間的強烈噁心、嘔吐會導致患者食慾不振以及脫水，甚至無法持續進行治療。因此患者如果有上述症狀，切勿自己忍耐逞強，應盡速向醫療人員尋求專業協助。

噁心嘔吐的支持性療法

急性的噁心嘔吐，可以在患者進行化療之前，預先注射止吐藥來預防症狀產生。延遲性的嘔吐可以使用口服止吐錠劑，而預期性的嘔吐則可以使用抗焦慮藥物。

近期也有長效型的止吐藥劑持續研發中。因此患者若有任何自覺症狀，都必須詳細告知醫護人員，不只能預防這些副作用，也能提升自身的生活品質。

自我照護小撇步

治療前後的注意事項

- 治療前一天應睡眠充足。
- 選擇寬鬆衣物，不要穿太緊讓身體造成束縛感。
- 少量飲食，並以有助於消化的食物為主。
- 心情放輕鬆，深呼吸有助放鬆。
- 治療後也要充分攝取水分。

飲食方面的注意事項

- 吃東西時應細嚼慢嚥。
- 避免食用過甜、過油以及香味較重的食物。
- 如果擔心食物的味道過重，可以等冷卻後再食用。
- 吃完東西後好好休息，避免壓迫胃部，在飯後的1～2小時不要躺臥。
- 患者須注意自身的水分補給，避免身體脫水。可以喝運動飲料或果汁等比較容易入口的飲料。

如果仍然感到不適……

- 身體微前傾，採取較為舒服的姿勢。
- 放個枕頭在胃部的位置，採取趴臥姿勢有助於放鬆。
- 可以輕輕按摩患者背部。
- 使用冷水漱口，或是在嘴裡含冰塊、糖果之類。
- 開窗使空氣流通。
- 若有噁心嘔吐的情形，應立即使用冷水漱口。

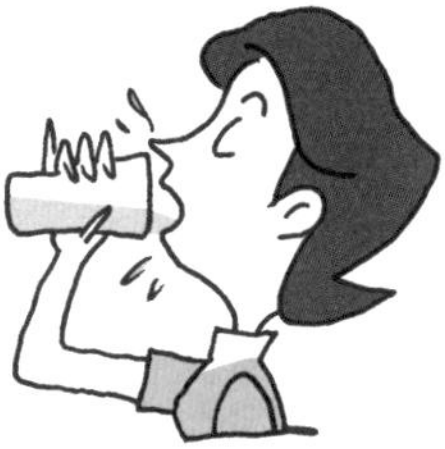

可能造成強烈嘔吐噁心感的化療藥物

順鉑（Cisplatin）、環磷醯胺（Cyclophosphamide）、達卡巴仁注射劑（Dacarbazine）、甲基苄肼（Procarbazine）等。

容易疲累、疲倦（倦怠感）

感到倦怠的原因

「全身無力」、「感覺身體很沉重」、「很快就累了」、「全身不自在的感覺」等，都是倦怠的表現。接受化療的患者也大多都有以上的經驗。

以目前來說，導致患者倦怠的原因還沒有明顯的發病機制。癌症本身症狀的影響、噁心想吐、睡眠品質不佳、腹瀉、貧血或情緒不安、憂鬱等心理因素也都是可能造成倦怠的原因。

症狀到極限後會減輕

患者感到倦怠、疲累的時間點，會因為癌症種類、病情以及藥物種類，而有所不同。一般都是施以藥物治療後的第三～四天開始產生疲累倦怠感，在第十～十四天左右倦怠感達到高峰，在這之後疲累倦怠的感覺就會漸漸消失。這也就是患者感到倦怠的典型週期變化。

化療進行越多次，就越容易感到疲累。也有可能在治療結束後仍感到疲憊。

倦怠感的支持性療法

倦怠的發病機制目前還不明，有效去除倦怠感的藥物種類也有限。因此患者的體力保存與疼痛緩和等生活衛教就是治療的重心。

患者也可尋求諮商、芳療、音樂治療協助，或根據自身身體狀況，採取運動治療等來轉移心情。

另一方面攝取豐富的營養及水分都有助於改善倦怠。

自我照護小撇步

保存體力

- 保持充足的睡眠非常重要。如果有失眠情形，請向醫師諮詢。
- 記錄並掌握容易感覺疲累的時間及活動，盡量多休息。
- 根據身體狀況，在可負荷範圍內進行運動，防止肌力以及體力流失。

緩和症狀

- 泡澡或泡腳溫暖身體，促進血液循環，放鬆身體。
- 區域反射療法或按摩皆有助於放鬆。
- 攝取適量有助消化及營養充足的食物。
- 補充充足水分。

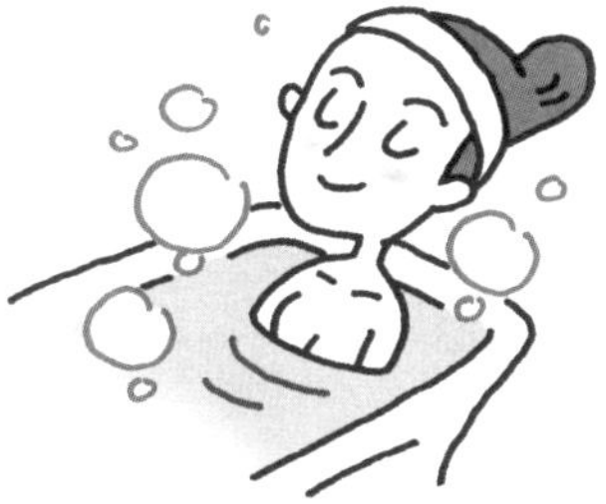

轉移心情

- 聽自己喜歡的音樂或看電視，給自己放鬆的時間，藉此轉移注意力，來消除倦怠、疲憊感。
- 藉由芳香療法或是薰香等，能使身心靈放鬆的香氣，來穩定心情並放鬆身體。
- 在身體可負荷的範圍內，進行輕度運動散步等，讓治療生活多一點變化，請尋求醫師的意見。
- 打掃房間或是添加自己喜歡的擺設等，生活空間的整潔，也對心情放鬆有所助益。

可能造成倦怠感的化療藥物

環磷醯胺（Cyclophosphamide）、好克癌注射劑（Ifosfamide）、賽德薩注射劑（Cytarabine）、順鉑（Cisplatin）、卡鉑（Carboplatin）。

身體各處疼痛（肌肉痠痛）

疼痛的原因

癌症的疼痛大致可分為腫瘤本身引起的疼痛，以及治療過程中產生的疼痛兩大類。

全身痠痛也可能是因為化療藥物的副作用，或是持續臥床時間長，運動量不足引起肌肉、筋骨或關節萎縮而導致的疼痛。

另一方面，感冒、流感等非癌症疾病，也可能導致全身痠痛。

不逞強，及早尋求處理

一般來說，施打或服用化療藥物幾天後，會因治療的副作用引起關節、肌肉疼痛。在結束治療後這些疼痛也會漸漸消失。

為了舒緩筋骨痠痛的症狀，防止惡化，在疼痛輕微時的處置方式就很重要。

即使疼痛不嚴重，也一定要跟主治醫師說。不要覺得「這點痛沒什麼，我還能忍」就勉強自己。

肌肉痠痛的支持性療法

疼痛嚴重的話，患者可以根據症狀使用乙醯胺酚（Acetaminophen）或非類固醇消炎止痛藥。而化療過程中，若有血小板低下的情形，就要注意，避免使用非類固醇的消炎止痛藥。如果想服用一般非處方藥物，也要先諮詢醫師意見。骨質密度低下的時候，可使用非磷酸鹽（bisphosphonates）以及維他命D等藥物。

自我照護小撇步

預防肌肉痠痛

- 積極攝取維他命 D 以及鈣質。
- 經常測量自己的骨質密度。
- 過度臥床會導致肌肉筋骨萎縮，應進行適當且可負荷的運動。
- 即使時間不長，也可以做日光浴，接觸陽光。
- 如果走路有困難，應注意自己的站姿與坐姿。
- 骨折的復原時間長，應注意避免摔倒。

舒緩疼痛你需要……

- 採取自己覺得舒適的姿勢。
- 準備棉被、枕頭以及坐墊等，感到疼痛時就可使用且有助於放鬆的物品。
- 泡澡或泡腳，使身體感到溫熱
- 若有肌肉發炎或發燒的情形，可使用冰塊或冷水來降溫。
- 請朋友或家人協助進行按摩，搓揉按摩身體也有助於放鬆。
- 關節疼痛時可使用護具緩和。

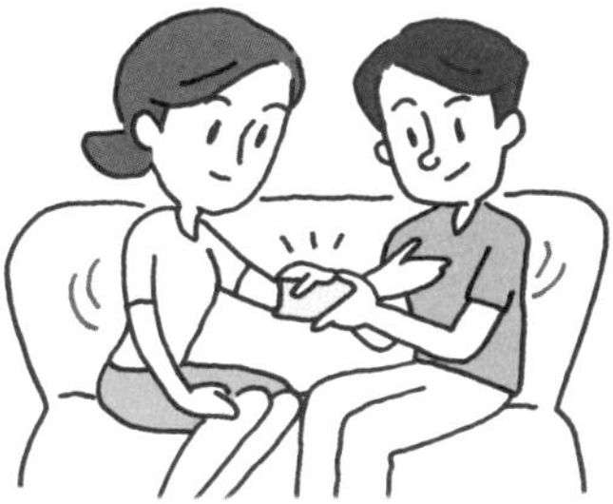

可能造成肌肉痠痛的化療藥物

太平洋紫杉醇（Paclitaxel）、伊馬替尼（imatinib）、歐洲紫杉醇（docetaxel）、替西白介素（Teceleukin）、羥基脲（Hydroxycarbamide）等。

手腳痠麻（末梢神經障礙）

手腳痠麻的原因

末梢神經障礙主要是由紫杉醇藥物（Taxane）、長春花生物鹼類（Vinca alkaloids）、白金類藥物等特定化學藥物導致的副作用。

引起的主要原因，被認為是化療藥物作用在神經軸索，才導致患者產生手腳痠麻的現象。投藥後神經信號無法順利傳導，就會引起患者手腳痠麻，產生疼痛感。而此類藥物作用機轉複雜，在此就不進行詳細說明。

立即就診對策

痠麻感是由手腳等末梢部位開始，當症狀變嚴重時，患者對溫度會變得較不敏感、也會出現衣服鈕扣扣不好，容易跌倒、筷子無法拿穩等症狀。患者生病前能自己做得到的事情，在生病接受藥物治療後，變得無法順利進行，另一方面在身體持續不適的前提下，也會造成生活上的不便。

如果身體有任何異常狀況，請務必盡速就醫，接受醫療專業協助。

末梢神經障礙的支持性療法

末梢神經障礙的標準治療法目前尚未被確立。而根據患者本身症狀的嚴重度來評估是否中止化療，或調整化療藥物用量也有其必要。

另一方面，針對症狀的治療，為了舒緩疼痛、麻痺感，會使用維他命以及中藥、止痛藥等，來達成效果。必要時也會使用抗痙攣或抗憂鬱藥物等。

自我照護小撇步

舒緩手腳痠麻的方法

- 泡溫水澡，溫熱身體的痠麻處。
- 手部開合握，活動手指關節。
- 屈伸手腳，積極進行簡單的運動。
- 輕度散步能防止肌肉無力，也能轉換心情。
- 將手腳輪流浸泡於冷水或熱水中，刺激末梢血液循環。
- 進行輕度按摩。

注意避免滑倒

- 添加陰暗處的光源。
- 在樓梯以及浴室等地方加裝扶手。
- 避免在地板周圍放置突起物。
- 行走困難時可以使用拐杖，不要勉強自己，慢慢走即可。

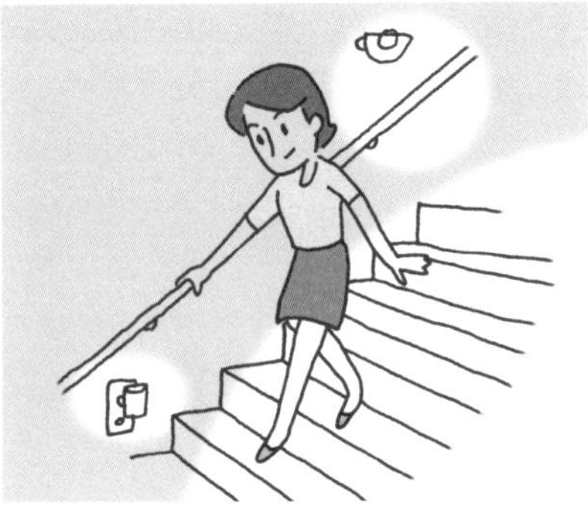

避免燙傷或意外產生

- 對溫度變化變得不敏感時，注意避免低溫燙傷的情形。
- 洗澡時事先用溫度計等工具確認水溫，再進行泡澡。
- 做菜時可以使用防燙夾等廚房小工具。
- 使用熱水洗餐具時，套上橡膠手套保護手部。

可能造成末梢神經障礙的化療藥物

太平洋紫杉醇（Paclitaxel）、歐洲紫杉醇（Docetaxel）、長春新鹼（Vincristine）、長春花鹼（vinblastine）、奧沙利鉑（oxaliplatin）。

全身水腫（浮腫）

▼全身性的化療副作用▲

水腫的原因

「水腫」是化療過程中，使用抑制微管生長的歐洲紫杉醇常見的副作用。

而微管抑制藥物的作用機制，就是阻礙細胞分裂等微管的功能，來防止癌細胞生長。

在藥物作用的過程中，體液等會從微血管壁中的縫隙散失，滲漏到血管外。流失掉的水分，就會聚集在皮下組織，進而形成水腫。

及早進行自我照護

以水腫的照護來說，預防水腫就是首要的步驟。坐著的時候把腳伸直、不要提重物、利用靠墊等方法，促進易水腫部位的淋巴循環，注意避免水分積滯於身體末梢部位。

皮膚的照護也非常重要。當腫脹且乾燥的肌膚被蚊蟲叮咬，或細菌侵入皮膚既有傷口時，就容易感染蜂窩性組織炎。因此須徹底清潔肌膚，保濕也相當重要。

水腫的支持性療法

藥物治療部分，患者可以在化療後的二～三天服用類固醇藥物來延緩水腫的產生。

肌膚護理、淋巴引流（改善水腫現象的按摩）、壓迫治療、在壓迫狀態下的運動治療等，都有助改善水腫，交互使用的複合性物理治療，是當今標準治療方式。

水腫的早期照護非常重要，如果有快水腫的感覺，請趕快就醫尋求專業協助。

自我照護小撇步

水腫的徵兆

- 皮膚不易捏起。
- 皺紋變的不明顯。
- 和治療前相比，手腕或腿變粗。
- 手腳沉重。
- 手腳活動不靈活。
- 容易疲累。
- 靜脈看起來左右不同。
- 以手指壓皮膚不會回彈。
- 皮膚變硬（象皮腫）。
- 肌膚乾燥。
- 毛髮變濃密。
- 關節不易彎曲。

日常生活中如何預防水腫

- 坐著將腳部伸直。
- 將水腫部位平放高於心臟。
- 盡量避免提重物。
- 選擇較粗且較柔軟的皮包手把。
- 淋巴引流或壓迫應在患者化療之前進行（需諮詢醫師）。

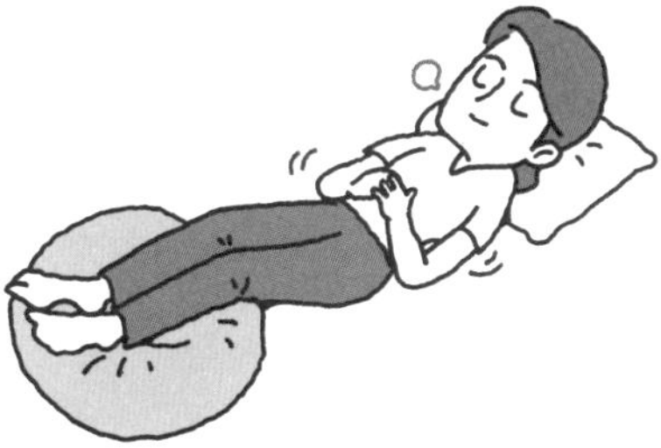

可能造成引起水腫的化療藥物

歐洲紫杉醇（Docetaxel）、愛寧達注射劑（pemetrexed）、太平洋紫杉醇（Paclitaxel）等。

性功能衰退（性功能障礙）

女性性功能障礙

女性的卵巢功能在化療藥物影響下，可能產生卵泡減少、月經失調、月經量過少到月經消失、早期停經、不孕、甚至是陰道狹窄等症狀。

同時，也容易有荷爾蒙失調、潮紅、倦怠感、不安、憂鬱、失眠等更年期現象產生。

雖然這些症狀在治療結束後都會消失，但隨著患者年齡增加，症狀的回復也會變得較為困難。

男性性功能障礙

化療藥物直接作用於睪丸，造成無精症、精子數量減少等男性不孕症的症狀。泌尿系統器官的癌症治療，再加上其他治療的影響下，患者也可能產生性慾衰退、勃起困難或射精障礙等症狀。

精子減少的現象大部分都會在施以藥物治療的二~三個月後出現，復原時間也比女性性功能障礙恢復所需時間還長。另外睪丸在成人期較幼兒期更容易受損傷。

性功能障礙的支持性療法

以女性卵巢功能障礙的治療來說，是以補充雌激素的荷爾蒙療法為主；但乳癌或子宮內膜癌患者不適用此療法。

而針對男性睪丸功能障礙的治療法目前則尚未被確立。

性功能障礙也可能造成性的價值觀出現變化等心理問題。因此在治療時除了性功能障礙本身，心理方面的照護與支持也非常重要。

自我照護小撇步

產生性功能障礙時，你可以：

- 在接受化學治療前，諮詢醫師有關性功能障礙產生的機率以及風險。
- 和另一半溝通所有可能產生的性功能障礙現象。此時能理解彼此的想法非常重要。

尋求醫療專業協助

- 諮詢婦產科、泌尿科醫師以及支持團體等專業機關協助。

恢復正常性生活需要的準備

- 向另一半誠實傾訴自己的煩惱與想法。
- 告知另一半自己身體變化情形。
- 卵巢功能低下的女性可使用潤滑劑輔助。

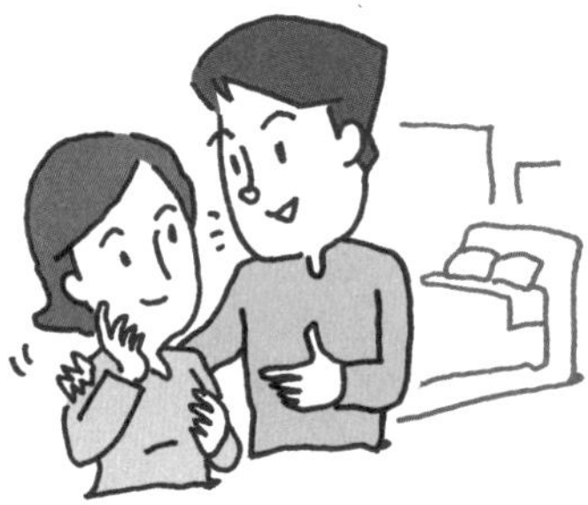

可能造成性功能障礙的化療藥物

【卵巢功能障礙】環磷醯胺（Cyclophosphamide）、補束剋注射劑（Busulfan）、甲基苄肼（Procarbazine）、阿黴素（Doxorubicin）等。

【睪丸功能障礙】環磷醯胺（Cyclophosphamide）、好克癌注射（Ifosfamide）、美法侖（Melphalan）、白消安（Busulfan）等。

症狀7

▼局部性的化療副作用▲

口腔疼痛（口腔潰瘍、口內炎）

口內炎的原因

造成口內炎主要的原因有兩種。一種是化療藥物直接作用於口腔黏膜所形成的損傷；另一種則是施打化療藥物導致白血球低下，造成的口腔內感染。

出現口內炎的情形時，通常也同時會有消化器官黏膜發炎的狀況。患者也有可能因口內炎導致產生憂鬱、倦怠、食慾不振、脫水現象等症狀。因此為了避免上述情形，患者也需多加注意。

預防口內炎很重要

因化療副作用導致的口內炎，一般出現於接受藥物治療後的第二～十天。當治療結束後，這些症狀大約需要二～四週的時間才會消失而有所改善。但症狀改善需要等待白血球中的嗜中性球數值回復正常，因此需要些時間。

患者也有可能因口內炎導致感染擴大至全身。因此在化療前事先進行蛀牙等治療，透過口腔護理來達到口內炎的預防也很重要。

口內炎的支持性療法

利用局部麻醉用藥、或是漱口藥等，來達成口腔內的保濕，舒緩疼痛。

口內炎的預防方法，也可試著在接受化學藥物治療前半小時，先含小碎冰在嘴巴裡降溫，以減少藥物作用於口腔黏膜的劑量，又稱為冷卻療法。

當患者發生感染時，需確定造成感染的細菌或病毒種類後，進一步選擇適當的抗生素藥品，進行治療。

自我照護小撇步

預防口內炎的方法

- 常常照鏡子觀察口腔中的狀況。
- 保持口腔內的清潔。
- 養成飯後、睡前刷牙習慣，並選擇刷毛細軟的牙刷。（刷牙的方法詳見第 120 頁）
- 以乾淨的清水、生理食塩水或漱口藥，仔細的漱口。（漱口的方法詳見第 122 頁）
- 嚼口香糖、多攝取水分等，預防口腔乾燥。

疼痛的時候，你可以：

- 保持口內清潔，做好口腔內的保濕。
- 選擇低刺激性的牙膏，也可使用生理食鹽水。
- 疼痛嚴重時，可以漱口來緩解。
- 吃飯以外的時間不要裝上假牙，並確實做到假牙的清潔。

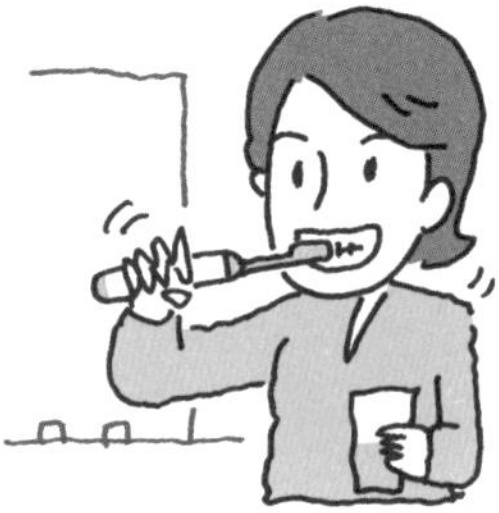

飲食的注意事項

- 避免吃熱食，選擇溫度較低的食物。
- 將食物煮軟、處理成泥狀、或將液體食物黏稠化。
- 避免食用香辛料、偏酸或是刺激性強的食物。
- 避免飲用柑橘類果汁、嚼食菸草或是食用含酒精成分的食物。

可能造成口內炎的化療藥物

美法侖（Melphalan）、補束剋注射劑（Busulfan）、氟尿嘧啶（5-Fluorouracil）、截瘤達錠（capecitabine）、友復膠囊（Tegafur）、愛斯萬（Gimeracil、oteracil、potassium）、艾達黴素（Idarubicin）等。

味覺產生改變（味覺失調）

味覺失調的原因

舌神經與舌下神經等掌管味覺的神經與感受味覺的味蕾等器官，受化療藥物影響，就會造成味覺失調。

化療藥物會把人體的鋅排出體外，需要鋅支持味蕾功能時，鋅成分的缺乏，也是導致味覺失調的原因。

高齡者常見的口腔乾燥、噁心想吐、腹瀉與便祕、感到不安與其他副作用等，都會對味覺有所影響。

如何恢復食慾

味覺產生變化時，醬油與鹽的味道吃起來會變苦、吃任何食物都覺得甜、或是飲食時無法感覺到味道、吃東西有金屬味等，都可能引起食慾不振。

食慾不振也和營養失調、體重減輕等狀況有關，導致患者的生活品質（QOL）下降，同時也對癌症治療產生影響。治療過程中，如有味覺失調情形，不要自己判斷原因，建議尋求醫師專業諮詢，促進食慾恢復。

味覺失調的支持性療法

味覺失調的改善方法，首先可以攝取富含鋅的食品。當身體極度缺乏鋅成分時，也可以透過鋅劑來補充。

因食慾不振無法進食的狀態下，必要時，須以靜脈注射或經腸道的方式補充營養。

當患者有口內炎的情形造成食慾不振的情形下，口腔內的清潔護理也要十分注意。

自我照護小撇步

預防味覺失調

- 平時做好牙齒以及舌頭等口腔清潔護理，口腔內乾燥以及感染，都可能是味覺失調惡化的原因。
- 多多攝取糙米、肉類、牡蠣、乾魷魚等海鮮類、豆類、乳製品、芝麻等富含鋅的食品。

注意日常飲食

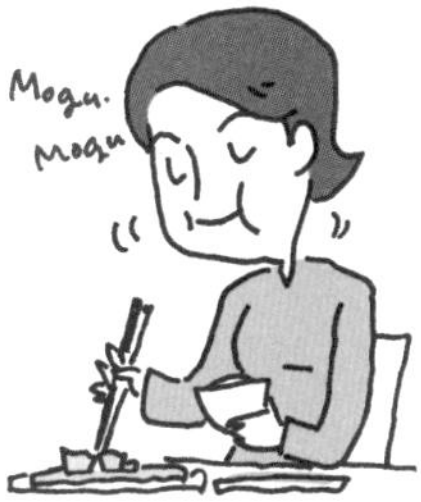

- 少量多餐，進食時應細嚼慢嚥。
- 吃飯前先漱口，經常保持口腔清潔。
- 食用熱食時，應待冷卻後再食用。
- 料理中添加醋、檸檬等含酸味調味，刺激味覺。

調理食物時的注意事項

【當強烈感到食物有苦味、金屬味時】

- 控制鹽分的攝取。
- 利用高湯提味。
- 多加利用酸味、香辛料等材料。
- 多攝取湯汁等食物。

【感到食物有甜味時】

- 控制糖分以及味醂的使用。
- 多使用醬油、味噌等具有鹹味的食物提味。
- 增加酸味材料以及香辛料等刺激味覺。
- 多攝取有湯汁的食物。

可能造成味覺失調的化療藥物

長春新鹼（Vincristine）、紫杉醇（Paclitaxel）、溫諾平（Vinorelbine）、順鉑（cisplatin）、卡鉑（Carboplatin）、氨甲蝶呤（Methotrexate）、氟尿嘧啶（5-Fluorouracil）、伊利諾替康（Irinotecan）。

看不清楚（視力障礙）

視力異常的原因

眼睛疼痛、眼睛癢、眼屎增加及容易流眼淚等，都可能是化療藥物作用於眼部周遭的副作用。

視力模糊、看不清楚、感到有強光照射、視力歪斜、視力減退或是感到眼部有其他異常等，也有可能是白內障或青光眼的症狀。

雖然以上症狀的發病原因尚不明確，但長期使用類固醇藥物也容易引起白內障。

定期進行檢查

眼部症狀多數都會在治療結束後消失。大多數都會由眼科開立藥水以及軟膏，白內障或青光眼嚴重時則需要以手術治療，患者須多加留意。

白內障或青光眼有可能因長期使用藥物，而在不知不覺中惡化，因此定期接受眼科檢查、早期發現、早期治療才是最重要的。

自我照護小撇步

日常生活的注意事項

- 沒有洗手時切勿揉眼睛。
- 感覺光線刺眼時，可配戴太陽眼鏡出門。
- 睫毛脫落時容易造成眼部有異物感，可以利用眼鏡或太陽眼鏡保護眼部。
- 正確使用處方眼藥水。
- 視力衰退、流淚、疼痛以及視野變狹窄，感到異常時務必立即就醫檢查。

可能造成視力障礙的化療藥物

愛斯萬（Tegafur、gimeracil、oteracil potassium）、氟尿嘧啶（5-Fluorouracil）、阿糖胞苷（Cytarabine）、泰莫西芬（Tamoxifen）、太平洋紫杉醇（Paclitaxel）、順鉑（cisplatin）、歐洲紫杉醇（docetaxel）。

症狀10

▼局部性的化療副作用▲

聽不清楚（聽力障礙）

造成聽力障礙的原因

聲音經過外耳道，振動鼓膜，帶動中耳內的3塊聽小骨後，再傳進內耳，神經的傳導路徑傳到腦部後，人類就可以聽見聲音。

化療藥物的副作用也會造成內耳前庭、三半規管以及耳蝸等聽覺器官產生異常，而引起聽力障礙以及耳鳴、頭暈等症狀。發病的時期會依據個人體質差異有所不同，一般劑量或投藥次數增加，就越有可能造成聽力障礙。

早期發現很重要！

聽力衰退首先會從對高頻的聽力減退開始，漸漸的低頻的聲音也會聽不見。但也因為高頻的聲音本來就不容易聽見，當患者產生自覺症狀時，通常聽力障礙都已逐漸惡化了。

其中頭暈現象通常會自然而然恢復，但聽力衰退的治療較為困難，目前也尚未確立有效的治療方法。定期進行聽力檢查，早期發現也扮演非常重要的角色。

自我照護小撇步

日常生活的注意事項

- 服用化療藥物過程中，須注意耳鳴現象。
- 保持生活作息規律，充足睡眠。
- 壓力不要太大，感到疲勞時就盡量休息。
- 注意不要攝取過多鹽分與水分。
- 頭暈嚴重時，可在光線柔和的地方，平躺休息。
- 定期接受聽力檢查。

可能造成聽力障礙的化療藥物

順鉑（cisplatin）、卡鉑（Carboplatin）、奈達鉑（nedaplatin）、太平洋紫杉醇（Paclitaxel）、莫須瘤（Rituxan）、長春新鹼（Vincristine）。

容易掉髮（毛髮脫落）

引起毛髮脫落的原因

毛髮的生長過程，是由生髮、長髮、掉落的重複循環而成。

毛髮根部的毛母細胞（負責頭髮生長的細胞），受到化療藥物與放射線治療的影響受損，會導致毛髮生長的循環產生紊亂，進而停止生長。這也是引起掉髮的原因。

幾乎所有的化療藥物都會引起掉髮，而是否掉髮與掉髮的情形、數量等，也會有個人的差異。

治療結束後就會恢復

一般來說，在化療開始二～三週後，會開始掉髮，治療過程中掉髮也會越來越嚴重。

短時間大量掉髮，會使女性患者心理層面受到影響，也是常見的副作用之一。

但是掉髮只是短暫的過程，頭髮還會再長，您不用過度擔心。化療結束後的二～三個月後，頭髮會再度開始生長，數年後就會恢復原來的髮量。

掉髮的支持性療法

很遺憾的，目前並無有效的方法能預防治療過程中的掉髮。雖然掉髮只是個短暫的過程，感到焦慮不安時，患者仍可以尋求專業醫護團隊的意見，消除心理的不安。

留長髮的患者，可以在開始化療前先把頭髮剪短，也能減少一些精神層面的負擔（參閱第146頁），另外也可以利用假髮與假髮片，達成美觀效果。

自我照護小撇步

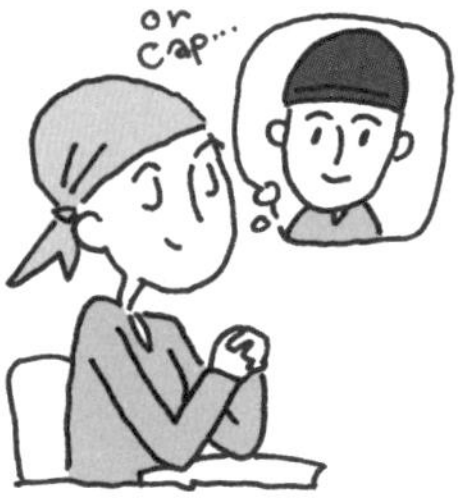

治療前的準備

- 頭髮可以事先剪短，掉髮處就比較不會顯眼。
- 指甲剪短並保持清潔。
- 選用有保護頭皮作用的帽子以及頭巾（p.150）
- 選用適合的假髮（p.148）

掉髮過程中的毛髮護理

- 隨時保持頭皮清潔，不要擔心掉髮，確實清潔頭髮。
- 不要用指甲，以指腹輕柔洗髮。
- 選用低刺激度的洗髮精和潤髮乳。
- 減少使用潤髮乳以及護髮品，並使用溫水洗髮。
- 洗完頭髮用毛巾將頭髮包起，吸收水分，並保持頭髮的乾燥。
- 盡量避免使用吹風機，使用時，請開啟低溫模式。
- 梳子請以毛地質軟的款式為主。

日常生活的注意事項

- 在家也使用帽子或頭巾，頭髮就比較不會掉到地上。
- 就寢前使用夜用的帽子，毛髮比較不易掉到寢具上。
- 外出時可以使用假髮或帽子，避免頭皮受到外來刺激。
- 有睫毛脫落的情形，使用太陽眼鏡可避免灰塵等異物掉入眼睛裡。
- 鼻毛脫落時，可以利用口罩防止鼻腔乾燥與灰塵掉入。
- 燙髮或護髮等，請於治療結束後諮詢醫師意見再進行。

※ 關於掉髮的詳細資訊，參閱 146 頁。

可能造成毛髮脫落的化療藥物

太平洋紫杉醇（Paclitaxel）、歐洲紫杉醇（docetaxel）、阿黴素（Doxorubicin）、阿糖胞苷（Cytarabine）、依託泊苷（Etoposide）、氨甲蝶呤（Methotrexate）、好克癌注射劑（Ifosfamide）、艾達黴素（Idarubicin）。

症狀12

排便稀軟（腹瀉）

▼和排便相關的副作用▲

引起腹瀉的原因

消化道的黏膜功能失調，會導致腹瀉。而化療藥物的刺激，會導致腸胃蠕動加劇，也就是藥物動力學，導致患者出現腹瀉現象。

化療藥物直接作用於消化道黏膜使其受損，或副作用引起的免疫抑制等，造成腸胃道感染，都是患者腹瀉的可能原因。

標靶藥物的高準確特性，造成腹瀉現象產生，特別是化療中的延遲性腹瀉，也會產生類似的問題。

注意長時間的持續腹瀉

又稱為早發性腹瀉的藥物副作用腹瀉，容易出現在化療後的24小時內。屬於短暫副作用。而腸黏膜損傷所導致的腹瀉，稱為延遲性腹瀉，一般是化療過後數天，才會出現。和早發性腹瀉相較，延遲性腹瀉的頻率較高，容易持續數日為其特性。

腹瀉嚴重且症狀長時間持續，容易引起電解質不平衡及脫水症狀、也可能使病情惡化。因此若出現腹瀉情形，一定要及早告知醫師。

腹瀉的支持性療法

腹瀉症狀一般會給予止瀉劑以及整腸錠（具平衡腸道內菌叢效用的藥物）來治療。早發性腹瀉則是以抗膽鹼藥物達成止瀉的效果。

如果有白血球低下或發燒情形，醫師會併用白血球生長激素以及抗生素等，來治療症狀。如果患者擔心延遲性腹瀉惡化的話，醫師會在了解您身體狀況之後，除了藥物治療，額外進行注射或平衡電解質的治療。

自我照護小撇步

如果有腹瀉情形時

- 穿太緊會壓迫腹部，應選著寬鬆衣物。
- 利用暖暖包或是毯子等蓋住腹部保暖。
- 確實補充水分，避免食用過於生冷的食物或冰飲。
- 利用溫水免治馬桶或是清潔海綿等，清潔肛門周圍。
- 準備隨時方便排便的用具，善用簡易便盆或便器椅吧。

注意日常飲食

- 飲食採少量多餐模式。
- 以粥或麵類等較好消化的食物為主。
- 多攝取富含鉀的食品。
- 多喝運動飲料補充電解質。

應避免食用的食物

- ☒ 油炸物以及高油食物。
- ☒ 香辛料等刺激性食物。
- ☒ 纖維質多的食物。
- ☒ 易產氣的食物，如南瓜、番薯及豆類等。
- ☒ 奶製品。
- ☒ 酒精性飲料或是含咖啡因之飲料。

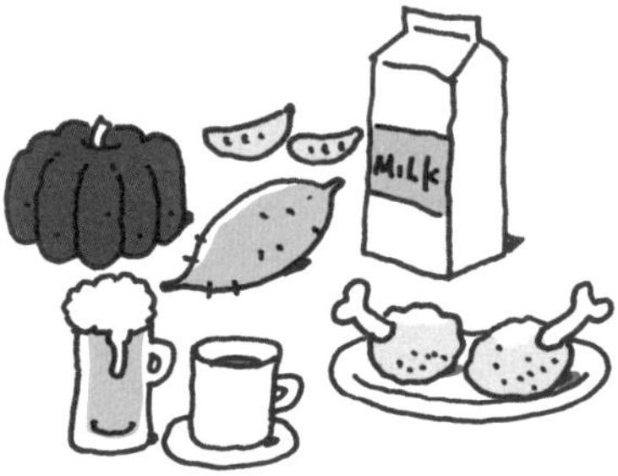

可能造成腹瀉的化療藥物

氟尿嘧啶（5-Fluorouracil）、伊利諾替康（Irinotecan）、氨甲蝶呤（Methotrexate）、阿糖胞苷（Cytarabine）、依託泊苷（Etoposide）、阿黴素（Doxorubicin）。

症狀13

排便困難（便祕）

▼和排便相關的副作用▲

便祕的原因

化療藥物、止吐劑、止痛藥等作用於末梢及自律神經，導致腸蠕動減弱，其所造成的便祕，則是藥源性便祕。

除此之外，腸道狹窄、腸阻塞（ileus）、疼痛以及心理壓力引起的腸功能減退，也都是便祕的原因。藥源性與非藥源性的便祕若同時發生，也很有可能造成重度便祕。

有便祕現象及早告知醫師

多數人在生活中，都有便祕的經驗。其中也有患者即使已經持續便祕，也沒有多加注意。

便祕也會伴隨食慾不振、腹痛等關聯症狀。另一方面，因化療藥物種類的不同，有些藥物應於排便過程中排出，若無法排出，就會造成問題。

便祕的預防與治療都非常重要，因此有便祕現象時，患者也應及早告知醫師。

便祕的支持性療法

按摩腹部促進腸蠕動與排便、使用改善消化道功能的藥物刺激腸道蠕動，使糞便變軟，就能有效治療便祕。

便祕嚴重時，可以使用浣腸劑或塞劑緩解症狀。

伴隨便祕而來的硬便，也可能造成腸阻塞。所以切勿疏忽便祕現象，並及早與您的醫師諮詢專業意見。

自我照護小撇步

如何預防便祕

- 補充足夠的水分。
- 不過分勞累，適度運動。
- 保持睡眠充足，養成早睡早起的習慣。
- 每天用完早餐過後，養成固定排便的時間。
- 有便意時，不要忍耐，盡快上廁所排便。
- 養成一日三餐的規律習慣，刺激腸道。
- 多攝取富含纖維質的食物。

有便祕現象時

- 搭配開水服用醫院開立之藥物，並且補充足夠的水分。
- 利用暖暖包或熱敷墊來熱敷腹部。
- 「の」字型按摩腹部（或順時針畫圓），促進腸道蠕動。
- 按摩手部穴道也有助於刺激腸道。

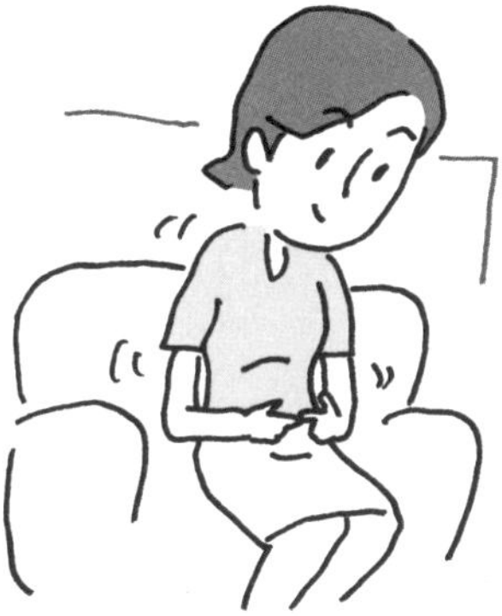

注意日常飲食

- 食用溫熱的食物，請仔細咀嚼後再進食。
- 可食用起司、優格、味噌湯、納豆等乳酸菌或發酵食品來整腸。
- 多攝取牛蒡、蘿蔔、酪梨、番薯類等富含食物纖維的食品。

可能造成便祕的化療藥物

長春新鹼（Vincristine）、長春地辛（Vindesine）、長春花鹼（Vinblastine）溫諾平（Vinorelbine）、太平洋紫杉醇（Paclitaxel）、歐洲紫杉醇（Docetaxel）。

貧血（紅血球減少）

貧血的原因

紅血球中的血紅素（又稱血紅蛋白），其功能主要是將肺部氧氣載運至全身各器官。

身體因受化療藥物影響引起骨髓抑制（骨髓功能抑制）時，紅血球與血紅蛋白的數量會減少，造成身體組織缺氧，進而形成貧血。除了化療藥物之外，貧血還有其他諸多原因，找出貧血的真正原因，也非常重要。

預防重度貧血

貧血症狀會依據血色素值高低而不同。輕度貧血一般較無自覺症狀，若貧血嚴重時，患者會感到喘不過氣、暈眩或疲勞、頭痛等，造成生活上的嚴重影響。依據藥物種類及個人體質差異，患者被檢查出貧血情形的時間及病程，也會有所不同。紅血球的壽命為一百二十天，因此化療過後數週到數個月，也普遍會有貧血的現象。

貧血的支持性療法

重度貧血（血紅素不滿8g／dl）時，有必要進行輸血治療。頻繁心悸或喘不過氣時，也應積極諮詢您的主治醫師。

另外，非重度貧血則是以飲食上的調整為主。例如：攝取青魚、貝類、肝臟以及起司之外，造血不可或缺的維生素B_{12}以及鐵質的補充也非常重要。

自我照護小撇步

可能為貧血的症狀

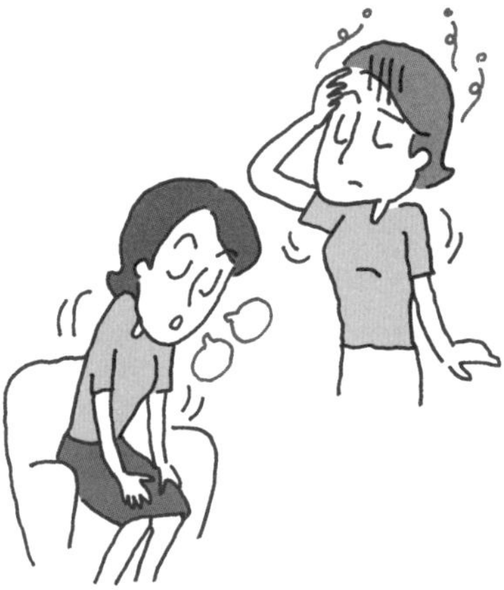

- 臉色蒼白。
- 頭痛、耳鳴。
- 覺得頭重腳輕。
- 手腳冰冷。
- 指甲顏色泛白。
- 下眼瞼顏色蒼白。
- 沒有食慾。
- 容易感到呼吸不順。
- 心悸、心律不整、心律頻脈（過快）。
- 經常暈眩。
- 坐著起身時會感到頭暈。
- 容易疲累。
- 思考速度變慢。
- 容易便祕。

日常生活中的注意事項

- 頭暈或起身暈眩時，應採取蹲下姿勢。
- 避免身體動作過快，一切動作都要慢慢來。
- 應保持充足睡眠，多休息、不要過勞。
- 飲食均衡。
- 多攝取富含蛋白質的肉類、海鮮、大豆等食物。
- 多攝取富含維生素 B_{12} 的青魚、貝類以及肝臟、起司等食物。

可能造成貧血的化療藥物

順鉑（Cisplatin）、卡鉑（Carboplatin）、阿黴素（Doxorubicin）、泛艾黴素（Epirubicin）、太平洋紫杉醇（Paclitaxel）、歐洲紫杉醇（Docetaxel）。

不易止血（血小板低下）

不易止血的原因

當化療藥物的作用，造成骨髓的造血功能低下（又稱骨髓抑制）時，就會導致各式血液成分的減少。

出血時，有凝固血液功能（凝血作用）的血小板一旦減少，雖然患者不會有自覺症狀，但出血時會變得不易止血，也很容易出血。

重度血小板低下，可能導致腦部或消化道出血等致命危機，需要特別注意。

注意肉眼看不見的出血

以血小板的壽命（半衰期）來看，患者一般會在化療兩週後左右，出現血小板低下的現象。

皮膚點狀紫斑、牙齦出血、鼻腔出血、血尿、血便等屬於肉眼可見的出血。而肉眼無法看見的出血也需要非常小心，患者可就抽血檢查的數值為基準，來理解身體血小板的數值，並觀察是否有出現肉眼看不見的出血。

血小板低下的支持性療法

肉眼可見的出血，可以使用紗布等壓迫五分鐘，達到止血效果。如果流鼻血，則可以用手指壓迫鼻部，用冰敷方式冷卻止血。

如果無法止血，請立即告知您的醫師。醫師也會根據個人血液檢查數據，決定是否進行輸血小板的治療。

另外，事前預防出血也勝於治療。詳見下頁的「避免出血的可能」，預防並注意身體的出血現象。

自我照護小撇步

避免出血的可能

- 選用軟刷毛的牙刷，刷牙力道保持輕柔。
- 使用電動刮鬍刀刮鬍子，注意不要刮太深。
- 勿過度用力擤鼻涕。
- 避免穿著過緊的褲裝、襪子或繫皮帶。
- 不要進行木工作業、煮菜等容易出血的行為。
- 平時注意預防便祕，排便時也勿過度用力。
- 避免激烈運動，藉此防止跌倒與挫傷等運動傷害。

出血時的止血方法

- 流鼻血時臉朝上，用手指進行壓迫或冷卻止血。
- 利用毛巾或紗布壓迫出血部位。
- 進行抽血或注射點滴過後，壓迫下針處五分鐘，止血。
- 出血時應平躺休息，無法立即止血時應迅速就醫。

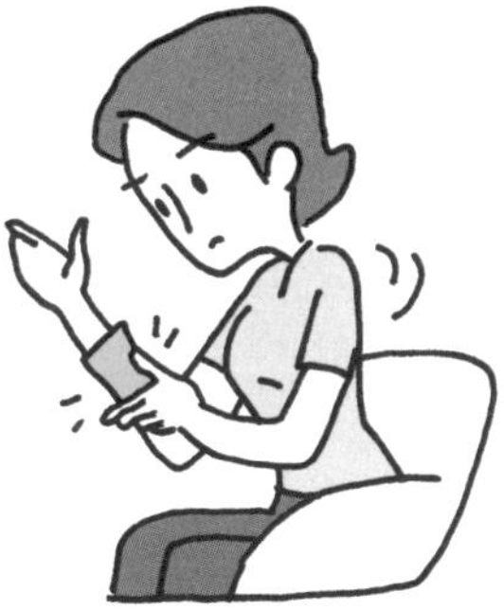

日常生活注意事項

- 避免穿著過度緊身服裝，選擇寬鬆衣物。
- 避免飲酒，酒精成分會導致血液不易凝固。
- 同時接受癌症或其他病狀治療時，應確認藥品種類與服用方式。

可能造成血小板低下的化療藥物

幾乎所有的化療藥物，都有可能引起血小板低下的副作用。

▼與造血系統相關的副作用▲

因骨髓抑制產生的感染（嗜中性球低下）

嗜中性球低下的原因

頻繁分裂的細胞，容易因化療藥物的作用受損。而重複細胞分裂過程來造血的骨髓部位也容易受藥物影響，稱為骨髓抑制。

血液細胞中的嗜中性球減少時，身體容易受細菌及病毒侵害，防禦力也會降低。因此身體容易受感染，引起頭痛、皮膚炎、發燒等症狀。

化療後的七~十四天需特別注意

嗜中性球減少時，身體並不會有自覺症狀。因此有時候患者即使已受到感染，也沒有出現任何症狀。透過定期抽血檢查觀察嗜中性球的數量，養成抵抗力來預防感染。

一般嗜中性球低下的現象，會出現在患者化療後的七~十四天。在這段時間需特別注意預防感染，如果有發燒或頭痛現象等症狀，都應立即就醫，或諮詢專業意見。

嗜中性球低下的支持性療法

使用抗生素（抗細菌、抗病毒）或增加嗜中性球的藥物來治療。當有感染情形發生時，抽血檢查結果會顯示嗜中性球大幅減少，醫師也會再根據患者狀況調整化療藥物劑量，或是將化療延期。

另外，感染症狀消失並不代表病原菌已完全消滅，患者切勿自己判斷病情、隨便中止服藥。

自我照護小撇步

出現以下症狀時，應懷疑有感染現象

- 發燒（發高燒）。
- 頭痛、關節疼痛。
- 腹痛、腹瀉、噁心想吐。
- 咳嗽、有痰。
- 發冷、顫抖。
- 疹子、皮膚炎。
- 口腔潰瘍、舌苔、口腔白斑。
- 牙齒、牙齦疼痛。
- 排尿疼痛、血尿、頻尿、排尿不完全。
- 陰道分泌物增加、陰道炎、陰部搔癢等。
- 肛門疼痛。
- 鼻竇、耳部疼痛。

日常生活注意事項

- 養成經常洗手、漱口之習慣。
- 避免前往人潮眾多的地方。
- 充分休息、注意補充營養。
- 使用電動刮鬍刀刮鬍子，小心不要割傷。
- 確實做好肌膚保濕。
- 上完廁所確實清潔肛門周圍部位。
- 保持清潔身體與口腔的習慣。
- 接受預防注射前，應事前諮詢醫師意見。
- 養寵物前應諮詢醫師意見。
- 整理庭院或陪伴寵物時應使用手套。
- 不要自己處理寵物的糞便。

有嗜中性球低下現象時

- 與人見面應隨時配戴口罩。
- 勿與罹患感冒或流感等身體狀況不佳的人近距離接觸。
- 不要近距離接觸剛打完預防針的人。
- 勿食用烹煮過後久置的食物。
- 保持鍋碗瓢盆等器具的清潔。
- 諮詢醫護團隊，確認自己可食用的食物。
- 避免生食，建議食用烹煮過的食物。
- 不要近距離接觸動植物。

可能造成嗜中性球低下的化療藥物

幾乎所有的化療藥物，都會導致嗜中性球低下。

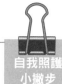

▼與血管相關的副作用▲

血管疼痛（化療藥物外滲、血管炎）

血管疼痛的原因

患者接受多次的化學治療後，血管會變得比較細，也比較脆弱。血管變脆弱的情形下，注射藥劑時，容易會有外漏的情形，也可能造成皮膚發炎等相關症狀。

而將化療藥物打進血管時，也會刺激血管，造成血管內皮細胞發炎、引起血管炎，患者就會產生血管疼痛的情形。

早期預防、早期治療

藥物外滲與血管炎即使一開始症狀較輕，但經過數天後就可能會惡化，患者一定要多加注意。一開始注射點滴的部位會紅腫、痠麻，惡化時就有可能長水泡、皮膚潰瘍，甚至是壞死。

因此預防血管發炎的副作用惡化，早期預防與治療就非常的重要。當皮膚有異常狀況，或是點滴的劑量、速度與平時不同時，請務必盡早告知醫師。

藥液外漏、血管炎的支持性療法

根據化療藥品的種類，您可以選擇冰敷或是熱敷血管發炎處。後續若有必要，也可施打消炎止痛藥，或是類固醇藥品。

如果皮膚潰瘍惡化，或者有長期症狀未改善情形，也可以考慮切除傷口患部或皮膚移植等外科處置。

預防血管疼痛的方法則有縮短藥劑施打時間，或是施打生理食鹽水及類固醇藥劑等方法。

自我照護小撇步

關於血管炎不可不知

- 施打藥物時，應保持注射部位平放。
- 注射過程如果需要移動身體時，切勿拉扯到點滴管。
- 為了早點發現藥液外露的症狀，若有下方所述之情形時，應立即通知您的醫師。

如有下列情形應立即通知您的醫師

- 針刺部位周圍感到疼痛、刺痛、紅腫、痠麻或壓迫感等。
- 點滴藥劑滴注的速度比平時慢。
- 未達到藥劑預計要滴完的量。
- 穿刺部位血管周圍產生刺痛感或紅腫。
- 按壓靜脈周圍時感到疼痛。

舒緩疼痛的方法

- 注射的過程可以熱敷針刺部位，來舒緩疼痛。
- 針刺部位在注射後產生疼痛感時，建議使用冷毛巾及冰塊冰敷患部。
- 有實例指出，飲用魚腥草茶能夠舒緩疼痛。
- 注射時以不會疼痛那一側的手臂為主要注射部位。

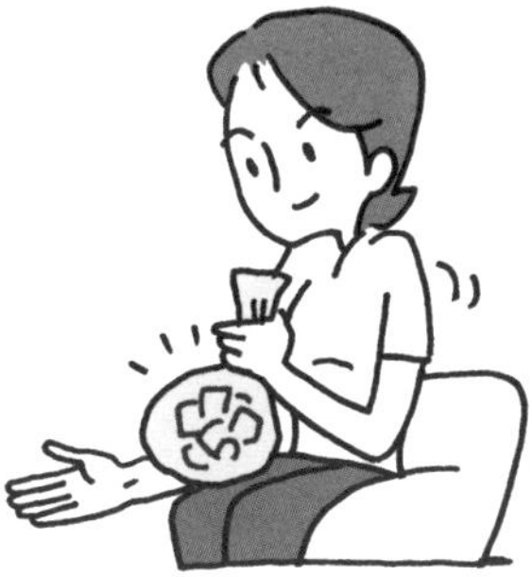

可能造成化療藥物外滲、血管炎的化療藥物

阿黴素（Doxorubicin）、道諾黴素（Daunorubicin）、泛艾黴素（epirubicin）艾達黴素（Idamycin）、絲裂黴素（Mitomycin）、放線菌素 D（Actinomycin D）長春新鹼（Vincristine）等。

▼與血管相關的副作用▲

皮膚濕疹、紅腫（膚況變差）

造成膚況變差的原因

化療過程中，膚況變差的主因就是皮膚細胞受到化療藥物的影響，導致角質層的保水以及控油機能減弱所致。除了藥液從血管滲漏（參閱第102頁）造成膚況變差之外，標靶藥物的副作用也是可能原因。

皮膚起疹子、青春痘、乾燥、皮膚癢、色素沉澱、紅腫、毛髮脫落、指甲出現變化等症狀，有時也會伴隨產生疼痛，都是膚況變差引起。

皮膚異樣，應立即諮詢

所謂的手足症候群，多半是指因化療藥物導致手腳、指甲等部位出現異樣變化。症狀多為皮膚出現裂痕、知覺過敏或是手腳紅腫。一旦惡化就會導致長水泡或皮膚潰爛惡化。

皮膚狀況變差會帶來日常生活的困擾，因此預防勝於治療，如果感到皮膚有異樣變化時，請盡早通知您的醫師。

膚況變差的支持性療法

針對膚況變差的具體治療法尚未明確。一旦膚況惡化，也有可能無法提東西、甚至無法行走。在症狀尚未惡化前，可以考慮減少化療藥劑量，或暫停進行化療。根據症狀不同，醫師也有可能開立止痛藥或類固醇。患者平時應多加注意皮膚狀況，進行適當保養（參閱第136頁）。注射完化療藥物後，應注意皮膚狀況是否有藥液滲漏的現象。

自我照護小撇步

如何預防膚況變差

- 經常保持皮膚清潔。
- 養成肌膚保濕護理（p.136）的習慣。
- 採用對皮膚較不刺激的清潔方法（p.138）。
- 使用低刺激性的清洗劑。
- 避免穿著會壓迫到肌膚的衣物以及首飾配件。
- 使用手套及圍巾保護皮膚。
- 避免接觸到紫外線，也盡量避免曬傷（p.144）。
- 避免過度運動。

預防膚況變差的小知識

- 使用溫水盆浴，避免熱水淋浴。
- 洗完澡後的 15 分鐘內進行肌膚保養。
- 使用保溼乳液等保養品塗抹於肌膚上。
- 使用外用藥膏之前，先清潔塗抹的部位。

生活中的注意事項

- 室內保持適當濕度、避免環境過度乾燥。
- 會與肌膚直接接觸的貼身衣物等，以天然材質（綿或絲織品）為主。
- 避免過度用力抓癢。
- 清潔並養成剪指甲的習慣。

可能造成膚況變差的化療藥物

白消安（Busulfan）、達卡巴仁（Dacarbazine）、環磷醯胺（Cyclophosphamide）、氟尿嘧啶（5-Fluorouracil）、氨甲蝶呤（Methotrexate）、阿糖胞苷（Cytarabine）、博來黴素（Bleomycin）、阿黴素（Doxorubicin）。

▼個別器官的副作用▲

心臟功能低下（循環系統異常）

心臟衰弱的原因

心肌（心臟的肌肉）因化療藥物受損，可能導致心肌梗塞、心絞痛、瘀血性心衰竭、心律不整等，引起心臟不適。

化療過程中，心臟不適的頻率雖然沒有想像的高，但也有很多惡化的實例，因此需要特別留意。一旦心臟狀況惡化，就必須考慮是否暫停治療與預後狀況，因此治療過程中，也應定期接受心臟功能的相關檢查，早期發現問題。

心臟異常，立即告知醫師

心臟功能衰弱時，會產生心悸、上氣不接下氣、感到疲累、暈眩、手腳與臉部水腫、胸痛等各式各樣的症狀。但這不一定都是因為化療藥物的影響所產生的副作用，因此，判別心臟不適之現象是否為化療副作用，並不容易。

如果有覺得「上下樓梯時會覺得很喘、比平常還要累」等現象，即使不太嚴重，也應該盡早告知您的醫師。

心臟功能衰弱的支持性療法

目前化療藥物對心臟產生的影響，其治療方法尚未被確立。患者應靜養、限制攝取水分及鹽分、施以氧氣治療或投以利尿劑、強心劑等，依據患者症狀來調整治療方式。以預防措施來說，也可能會用到降血壓的藥劑。

預防心臟功能衰竭非常重要。除了定期接受檢查，患者也應多加注意是否有和平時不太一樣的感覺，並了解自身的身體狀況。

自我照護小撇步

如果出現以下症狀，就需多加注意

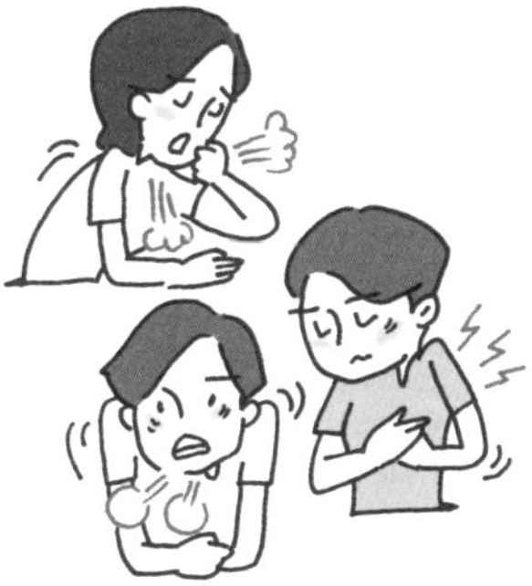

- 平躺時呼吸困難。
- 手腳、臉部水腫。
- 心悸、感覺呼吸易喘、容易咳嗽。
- 感覺比平時還要累。
- 一次可以步行的距離縮短。
- 從前爬樓梯很輕鬆，現在變得吃力。
- 體重快速上升。
- 膝蓋以下部位浮腫、疼痛。
- 胸痛、感覺有壓迫感。
- 容易冒冷汗、暈眩。
- 血壓不穩、脈搏不穩。
- 呼吸變淺、急促。
- 頻繁打呵欠。

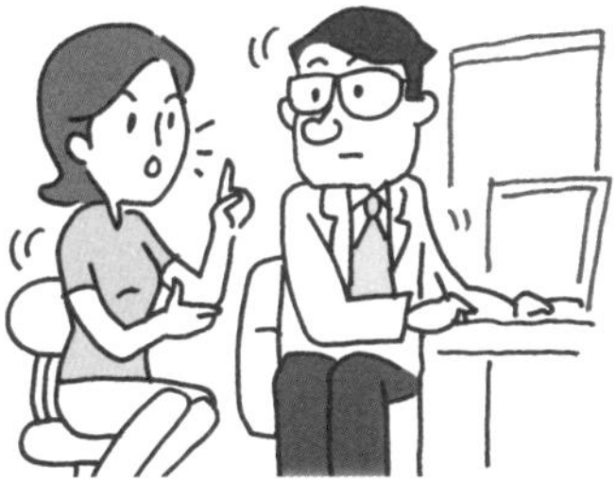

生活中的注意事項

- 注意身體狀況的變化，並與醫師詳細討論。
- 養成每日定時、在相同的條件下量體重的習慣，並注意體重有無快速增加。
- 注意不要攝取過多鹽分。
- 身體情形相較平時出現變化時，都須特別注意，例如：會喘、水腫等。

可能造成心臟功能低下的化療藥物

阿黴素（Doxorubicin）、泛艾黴素（Epirubicin）、道諾黴素（Daunorubicin）艾達黴素（Idarubicin）、匹諾黴素（Pirarubicin）、三代蒽環黴素（amrubicin）、雙羥蒽昆注射液（Mitoxantrone）、環磷醯胺（Cyclophosphamide）。

肝功能低下（肝功能異常）

肝功能減退的原因

多數藥劑能由肝臟代謝出去，當然化療藥物也在這個範圍之內。但一旦投以超過肝臟代謝力的化療藥物，對化療前就有肝功能不佳病史的病患來說，可能會造成肝功能減退。

治療過程中發病的肝功能減退，並不一定是因化療藥物引起，患者個人的飲食習慣、曾經服藥的種類等，都有關係，個人的病例與用藥史會成為重要的判斷依據。

定期接受檢查

化療副作用所引起的肝功能減退程度，會依據藥品種類及劑量等而有所不同。此副作用，一般也會在化療數天乃至數週後發病。

肝功能減退的症狀有發燒、食慾不振、黃疸、感到疲累、皮膚搔癢等。平時的抽血檢查也有助於發現肝功能異常，有時，初期可能不會出現任何症狀。因此治療過程中應記得定時進行肝功能檢查。

肝功能異常的支持性療法

目前肝功能異常的治療方法尚未明確，通常可以透過更換化療藥物種類與減半劑量等方式來使症狀改善。

若有肝功能異常而導致全身其他部位受到影響，就有必要考慮是否停止化療。

特別是原本就肝功能不佳、或有其他病史、過敏體質的患者，可能因化療藥物導致肝功能出現異常，因此在化療進行之前，就應積極向主治醫師討論。

自我照護小撇步

肝功能不佳的患者在治療過程中的注意事項

- 如果有肝臟病史，應在化療之前告知主治醫師。
- 出現眼白或皮膚變黃、產生倦怠感、尿液顏色變濃等自覺症狀時，就應立即告知醫療團隊。
- 切勿服用醫囑以外的藥物。

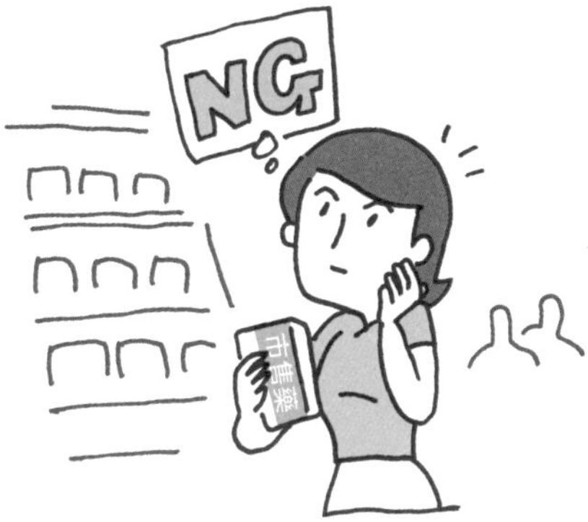

生活上的注意事項

- 血液往肝臟循環。因此患者應注意平時不要太累、避免過度消耗體力。
- 保持充足睡眠、多休息。
- 肝功能惡化一般不會有特殊症狀產生，應注意平常的檢查數據。

飲食上的注意項目

- 保持飲食營養、均衡，維持每日正常生活作息。
- 禁止飲酒，因酒精會對肝臟造成負擔。
- 避免過度攝取高卡路里、高蛋白質之食物。

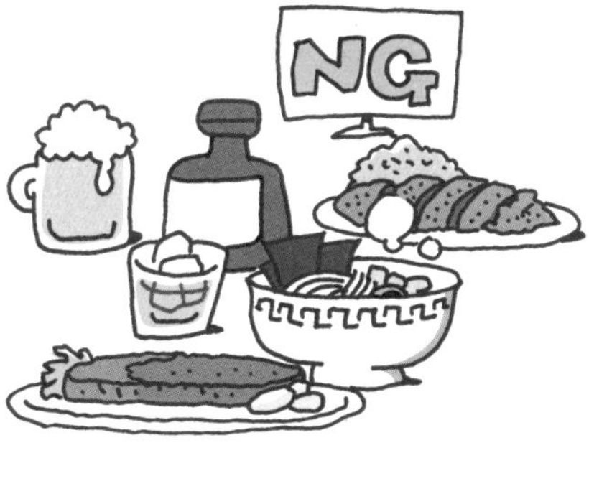

腎功能低下（腎功能障礙）

造成腎功能異常的原因

腎臟，是負責將身體裡的老廢物質以尿液形式排出身體的器官，同時，與肝臟一樣，都是藥物代謝至體外的必經路徑。因此，腎功能也容易受化療藥物作用的影響，導致患者出現腎衰竭的情況。

因化療藥物副作用所導致的腎功能異常，也就是化療藥物直接作用於腎臟並破壞癌細胞、引起體液失衡，造成腫瘤溶解症候群的症狀。

定期接受檢查

有腎功能低下的情形時，通常都可以在檢驗數據顯現出異常。肌酸酐、血中尿素氮、肌酸酐清除率等數據低下時，就特別需要注意。腎衰竭的症狀主要有蛋白尿、尿液量減少、胸腔積水、腹水、體重增加、水腫等。但因腎衰竭也有可能引發心臟衰竭與意識模糊，所以出現腎功能低下的情形，或是高齡患者也必須特別注意。

腎功能異常的支持性療法

腎功能異常的早期發現與治療非常重要。當有異常情形時，必須考慮中止藥物治療或是變更藥物。但目前化療藥物對腎臟的損害，尚無有效的治療方法出現。

預防腎功能異常的基本方法，就是攝取充足水分與排尿。透過尿液把化療藥物代謝出去，藉此也能減輕腎臟負擔。若補充水分有困難時，可用點滴形式來施打、補充電解質。

自我照護小撇步

出現以下症狀時應多加注意

- 體重增加。
- 身體有水腫的情形。
- 12 小時以上無法排尿。
- 尿液顏色比平時深。
- 排尿量比平時減少許多。
- 感到心悸或是呼吸困難。
- 經常感到頭痛。
- 噁心、嘔吐的次數增加。
- 變得容易疲累。
- 感到全身無力。
- 容易腹瀉。
- 容易有肌肉抽筋的情形。

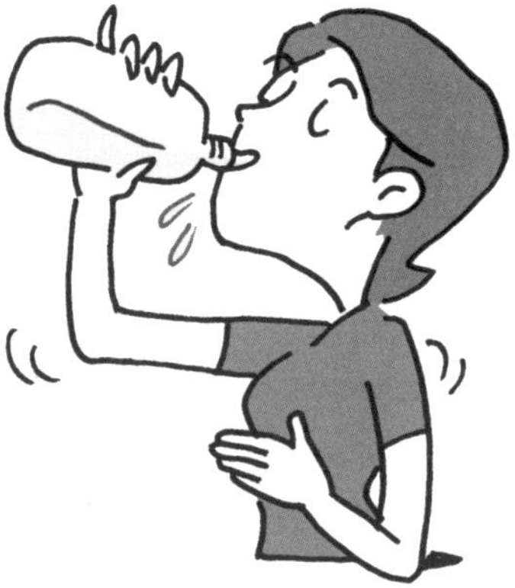

生活中的注意事項

- 治療結束後應攝取充足的水分。
- 養成每日定時、在相同條件下量體重的習慣，注意體重是否有劇烈變化。
- 確認身體是否有將攝取的水分以尿液形式排出。
- 養成一有尿意就要趕快找洗手間的習慣。
- 睡前養成上廁所的習慣。
- 因不想夜裡有想如廁的感覺，就控制喝水量的患者，仍應多加攝取水分。

可能造成腎功能障礙的化療藥物

順鉑（Cisplatin）、卡鉑（ carboplatin ）、氨甲蝶呤（Methotrexate）、環磷醯胺（Cyclophosphamide）、好克癌注射劑（Ifosfamide）、絲裂黴素（Mitomycin C）、雙磷酸鹽（bisphosphonates）。

專欄3

什麼是「化療腦」（Chemo brain）呢？

因化療副作用導致慢性意識混亂或喪失記憶力

「化療腦」（Chemo brain），也就是化療患者特有的慢性意識混亂或記憶喪失的情形。通常患者會有健忘、無法立即回話、無法集中精神或無法形成新記憶等症狀。

此症狀多半無法在化療結束後一年就能改善，患者也往往需要接受長時間的治療。

「化療腦」產生的原因，最近被認為與腦部的代謝與血流變化有關。預防「化療腦」與應採取的措施，基本上就是排解壓力，但首先也需要將症狀詳細地告知主治醫師。

專欄4

過敏反應相關小知識

標靶藥物與其他化療藥物的過敏症狀有所不同

所謂的過敏，也就是身體的免疫系統反應過度，所造成的起疹子、心跳加快、呼吸困難、蕁麻疹、發燒、嘔吐等症狀。

當過敏嚴重時，血壓急速降低，就會導致過敏性休克。而每種化療藥物都有可能有相對應的過敏症狀。

賀癌平（Herceptin）等標靶藥物導致的過敏，稱為輸注反應（infusion reaction）。其症狀與一般過敏相似，但卻有藥物特有的過敏症狀，因此可以和一般的化療藥物過敏做出區別。

Chapter3

治療生活中的自我照護

保持充足睡眠、調整生活作息

睡眠充足，維持身體狀況

朝陽升起，周圍景色變亮時醒來，在白天活動。當太陽落下，天色變暗時，疲累、想睡。對於身為日行性動物的人類來說，保持原有的生活作息是保持健康的基礎。

對於正在接受化療的患者來說，睡眠充足與調整身體狀況就更重要了。如果睡眠不足，人就會感到疲勞，在化療當天睡眠不足、身體狀況不好的話，藥物的副作用就更容易出現。

為了使化療過程更順利，請務必保持正常生活作息與維持身體狀況。

調整起床、用餐、就寢的生活作息

想要有充足的睡眠，首先就要保持規律的起床與就寢時間。有了充足的睡眠，隔天就能心情愉悅的早起，在固定的時間就寢，才能保有足夠的睡眠時間。除此之外，為了維持優良的睡眠品質，白天的生活作息品質與身心靈的放鬆也很重要。

另外、固定三餐的飲食時間，除了能調整營養攝取之外，對於維持生活作息也有所幫助。

特別是早餐有喚醒身體的作用。沐浴在早晨的陽光中醒來，然後吃早餐這件事，就好像打開身體一天的開關一樣。中午十二點用午餐，也能在下午進行其他活動時，維持且集中精神。晚餐則是在睡前三小時進食，經過充分消化才有助於睡眠。

上述條件中，維持規律的飲食時間與生活作息，不只可以平衡身體狀況，也能調節自律神經與荷爾蒙的分泌。

若有失眠情形請告知醫療團隊

失眠是大多數人共同的煩惱。在化療過程中為了不要讓體力消耗太快，保持充足的睡眠也是相當重要的一環。如果有失眠的情形，也請向您的醫師諮詢，更換可以與化療藥物同時使用的安眠藥。

另外，切勿自己評估病情，使用一般市售或您之前沒吃完的安眠藥。這樣可能會因治療內容與病況不同，導致安眠藥的作用更激烈，因此請務必與您的主治醫師討論、評估。

▼養成充足睡眠的小撇步

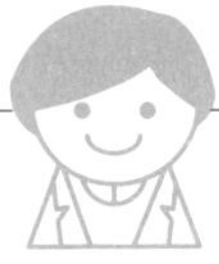

- 調整生活作息
- 不要進行身體無法負荷的運動
- 營造適合睡眠時的環境
- 放鬆、調整身心靈
- 服用安眠藥時須經醫師評估

放鬆身心、不逞強、莫焦慮

轉換心情，接受現在的自己

體力衰退或受藥物副作用的影響等，化療的過程中，在生活上會產生諸多不便。

出院後開始門診治療，就可以回復到生病前的生活作息。但無法做到一些生病前原本能完成的事情時，可能導致心情低落、沮喪。

這時，你需要轉換自己的心情，接受治療過程中發生的一切，並且找到一個新的生活方式，符合現今的需求。

不勉強自己，放鬆心情

打掃房間、下廚等之前可能覺得簡單的事情，現在卻覺得萬分困難，也是常有的事。

這時候，不要過度勉強自己。如果下廚對你來說變成負擔，就買便利商店的便當或是經高溫高壓殺菌後的密封加熱料理、外送等。整理環境、洗衣等家事也不要覺得必須跟生病前做的一樣完美，在自己身體可以負擔的範圍內即可。

尋求家人或親友、看護的協助。轉換至「現在做不到，也沒有別的辦法」的心情，藉以保持心情愉悅。

外出或運動要考慮自己可負擔範圍

散步或外出等，都有助於轉換心情以及調整身體狀況。治療過程中如果運動不足，有可能導致肌力減退，因此進行適當的運動也有助於回復肌力。

外出或運動時以自己可負荷為主，特別是住院期間或是治療過後，免疫力容易因藥物副作用下降。此外，外出時要避免人多的地方，並視自己的治療狀況，定期與醫師討論病情。

旅行的行程如果不會造成太大的負擔，就不必太擔心。保持充足休息、或是預防萬一，找人同行也可以比較安心。

不要急於回歸職場

如果有在出院後回歸職場的考量，切記不要太焦急。因為生病後的身體狀況與生病前不同，要回復到生病之前的狀態需要時間。

如果沒有養好身體就回去上班，對於自己的身心靈都是一種負擔，也可能影響到治療的效果。因此與主治醫師討論、評估後，漸漸習慣目前的身體狀態再行復職，也是考量選項。

要同時兼顧治療與工作，首先就是要讓公司理解您的處境。在剛開始治療時務必向您的同事或主管告知您的狀況、尋求周遭的理解。討論出不讓工作時間太長或工作量太大的可能方案，也是能夠回歸、繼續工作的條件。

當心情沮喪時……

即使心情不好也不要勉強自己

罹患癌症這樣的疾病，會引起精神上極大的痛苦，所以好好紓解自己的不安或壓力等心靈上的照顧也很重要。

做任何事情都提不起勁、在家幾乎都在靜養等，是大多數患者的共同寫照，但這也是無可奈何的事。治療的副作用導致身體機能變弱，稍微勞動一下，就覺得骨頭都快散了，或是身體疼痛，以至於容易心情沮喪。

這個時候，您當然也可以什麼都不管，好好的休息、睡眠。不要覺得「這些事不做不行」，好好的睡一覺、讓身體能徹底休息也非常重要。

和有共同心境的人見面

罹患癌症時，一定會感到不安、非常傷心，這些都很理所當然。癌症患者大家都會有類似的經驗。所以這時，不妨和有類似經驗的病友們分享心情，透過這樣的對談產生共同話題，一定更能了解彼此的心境。

可以無負擔的外出時，我們鼓勵您參與癌症患者組成的病友會或支援團體。出門走走可以讓心情開朗；與人面對面接觸是一種良性的刺激，也一定會有收穫的！（參閱第68頁）和有共同經驗與煩惱的朋友互相交流，透過彼此的交談，也能減輕心靈上的負擔。

尋求專業醫療人員的協助

為了紓解癌症治療帶來的不安與精神上的壓力，尋求醫師與護理師等專業團隊的協助非常重要。預先討論往後治療的過程與如何回到過去的生活模式等，可以減去不必要的心理負擔，也能讓您比較安心。

除此之外，為了使治療進展更順利，也可利用抗憂鬱藥物等處方藥劑，來調適心情。而看診時除了身體狀況外，也可適時表達心裡的感受，讓醫療團隊了解。

近年來的癌症治療中，心理層面的照護逐漸受到重視。除了院內開始設有癌症心理腫瘤門診，醫院裡還有專科醫師、護理師、諮商師以及醫療社工團隊資源，必要的時候也可善加利用。

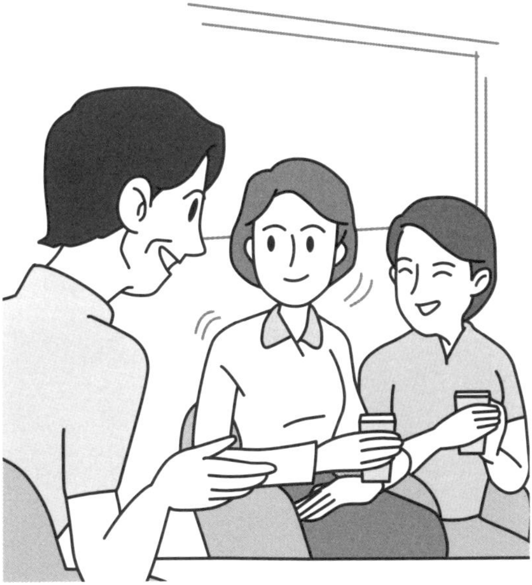

確實清潔口腔

口腔護理能決定您的生活品質

在化療過程中您可能想不到，口腔護理也扮演著非常重要的角色。因為這個階段，口腔可能會因化療的副作用導致黏膜發炎、口乾舌燥與味覺失調等症狀，近半數以上的患者幾乎都有這個經驗。

當口腔黏膜發炎惡化時，會因為疼痛導致進食困難，也無法好好說話。除了降低生活品質（QOL，Quality of Life），也可能導致食慾減退，使營養失衡、甚至是影響到化療的整個過程。

所以在接受化學治療前，建議您可以先諮詢牙科醫師，接受口腔健檢，如果有狀況就先處理完再進行化療，也是比較理想的模式。

從現在開始重視日常口腔護理

口腔的清潔護理，也是化學治療過程中非常重要的一環。

重點1　每天進行口腔的自我檢查

- 舌頭或是近臉頰部位的口腔黏膜是否腫痛？
- 牙齒以及牙齦部位是否有腫痛的狀況？
- 是否感到口乾舌燥？
- 口腔中是否有變白或變紅的地方？
- 口腔中是否有水泡產生？
- 是否感到嘴唇乾燥？
- 是否有嘴角破皮的狀況？

・您的味覺有無任何變化（尤其是苦味）？
・口腔是否對熱食或辛辣等感到敏感？

重點2 常保口腔清潔

刷牙

刷牙不僅能減少口中的細菌，也有促進唾液分泌與改善味覺等作用。

【選用牙刷牙膏的小祕訣】

☑選擇刷頭較小的牙刷。
☑刷毛選用尼龍材質較為柔軟。
☑因為疼痛無法張大嘴時不妨試試牙間刷。
☑選用低刺激性的牙膏。

【刷牙的方法】

・三餐飯後及睡前，養成一天刷四次牙的習慣。
・當天沒有進食時，只刷一次牙即可。
・接受牙科醫師指導、使用正確的刷牙方法（貝氏刷牙法、橫擦法）。

正確的刷牙方法

▼貝氏刷牙法

❶牙刷與牙齒、牙齦斜面成45度角。

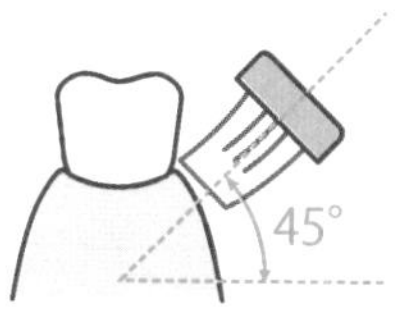

❷左右來回並以適當力道仔細清潔牙齒。

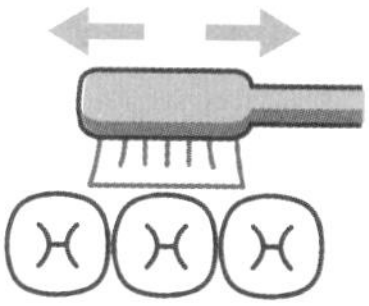

▼橫擦法

❶牙刷與牙齒成90度直角。

❷左右來回並以適當力道清潔牙齒。

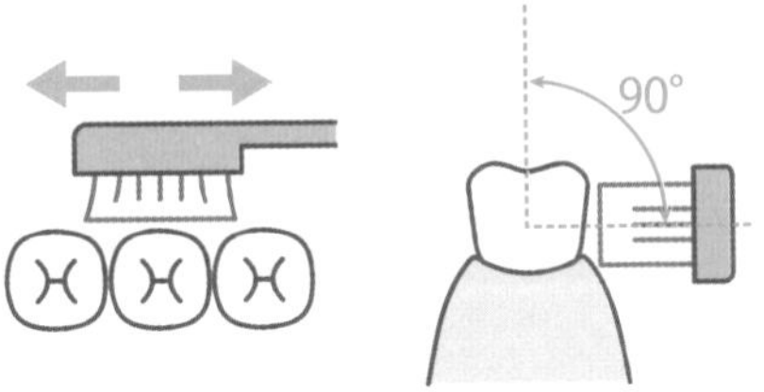

漱口

漱口有助於減少口腔中的細菌，也能預防感冒。回家或是飯後，建議養成漱口的習慣。

【漱口的方法】

・將常溫水或熱水裝入漱口杯中。
・適量加入經醫師建議的漱口藥劑。
・一開始先將嘴巴閉起來漱口，去除口腔食物殘渣。
・頭部後仰，發出咕嚕咕嚕聲響漱口15秒。
・為保持口腔中的濕度，一天可漱口多次。

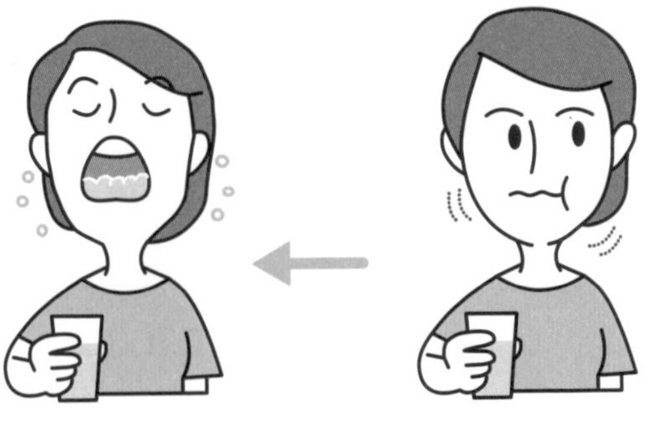

刷舌苔

舌頭表面有可能附著細菌以及食物殘渣。因此產生的苔狀白斑稱為舌苔，當舌苔累積過多就會影響味覺，也可能是口臭的原因。

想要徹底清潔舌苔時，可以在刷牙時來回輕刷舌頭。另外，也可以使用市售舌苔清潔專用刷來清潔舌苔。

假牙（活動式假牙）的保健方法

不適合的假牙是口腔發炎或產生傷口的元凶之一。進行化療之前，建議可以尋求牙科以及口腔醫學科，協助確認假牙的吻合度。

活動假牙在口腔內時，就刷牙漱口會導致食物殘渣殘留於假牙和口腔黏膜間的空隙，引起蛀牙或是口腔黏膜發炎。

因此清潔活動式假牙前，應該先拿下來再來進行清潔。

假牙的清潔方法

❶ 使用假牙專用的牙刷，針對肉眼看得見的髒污進行清潔。

❷ 可以使用假牙清潔錠，清潔肉眼無法觀察到的髒污、達到抗菌效果。

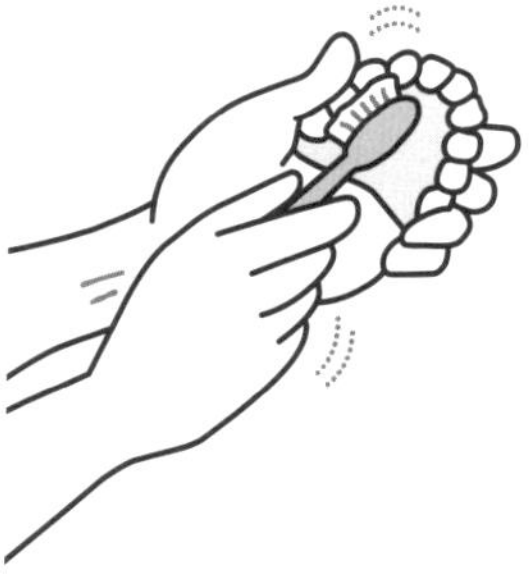

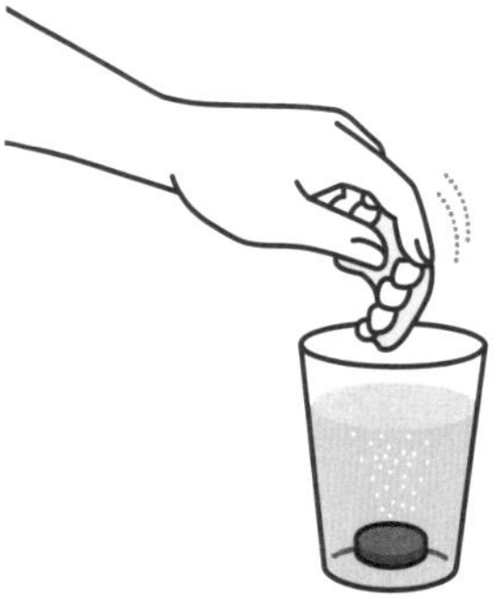

平時重視小細節，就能預防感染發生

盡可能地清潔身體

日常生活中很多時候都不得不防範感染。其中最重要的，就是不要讓細菌有機會侵犯到身體的黏膜或是傷口、並保持身體的乾淨清潔。

洗手

回到家或是處理完庭院花草、接觸寵物後、上完廁所或是用餐之前，都一定要養成洗手的習慣。

外出、觸摸庭院泥土或是與寵物接觸時，可使用手套比較安心。

刷牙、漱口

參閱第120頁「口腔護理」。

泡澡、淋浴

您可以透過泡澡或淋浴等方式清潔身體。

如果身體浸泡在熱水中太久，會造成心臟的負擔。您可以將水溫設定在36～38度，並且時間不要太長（約十分鐘左右最適當），最好是採用不會造成心臟負擔的半身浴方式。

若身體狀況不佳時，可以採淋浴方式就好。就算只是洗髮，也可以讓心情更舒爽。請配合自己的身體狀況，決定入浴方式。

清潔陰部私密處

陰部私密處的皮膚及黏膜與外部接觸的面

積較多，因此容易藏污納垢。所以泡澡時也要徹底清潔私密處。若身體狀況無法泡澡或淋浴時、也必須保持局部部位的清潔。

上廁所時，可使用免治馬桶來保持陰部以及肛門的清潔。

預防感冒以及避免口腔乾燥

為了預防感冒、外出時請配戴口罩。回家後也務必要洗手。

當家中有人感冒時，傳染給患者的風險會增加，所以平時就要養成洗手及漱口的習慣，並且注意避免家人之間相互傳染，不只是自己，家屬之間也要養成這些習慣，請尋求家人的理解與協助。

發燒時

體溫超過38度時，請勿泡澡。如果只有微燒，且仍想洗澡時，也必須斟酌身體狀況，以淋浴為佳。必要時請尋求醫師的專業意見。

注意避免受傷

指甲的長度不要過長、並且應注意清潔。刮鬍子的時候可以使用電動刮鬍刀、使用尖銳的物品時請配戴手套、穿長袖，保護您的肌膚，盡量避免產生傷口。

骨髓抑制嚴重的時候

因治療造成免疫力嚴重低下的時候，請遵照醫師的指示，盡量避免食用生食（生魚片、生肉以及生菜等）。

治療過程中的飲食指南

均衡攝取營養為飲食的基本標準

癌症治療的飲食有許多必須注意的地方，當然也有幾項基本注意事項。

首先最重要的就是每日三餐規律、並盡量攝取均衡營養。照主食（白米飯、麵類、麵包等）、主菜（魚、肉、豆類等）、副餐（蔬菜、海藻、水果等）的模式，保持平時的飲食方式並注意健康，基本上就沒問題了。

接下來為患者個別的健康問題。癌症的症狀及治療引起的副作用，會導致味覺失調或是食慾不振等。

這些問題也是治療過程中可以預測到的。因此有以上問題時，就必須根據您本身的身體狀況變化及體質，擬出改善計畫。

總結以上項目，保持平時飲食的營養均衡，並且根據個人的治療情形或醫囑，思考副作用的改善方法也是很重要的。

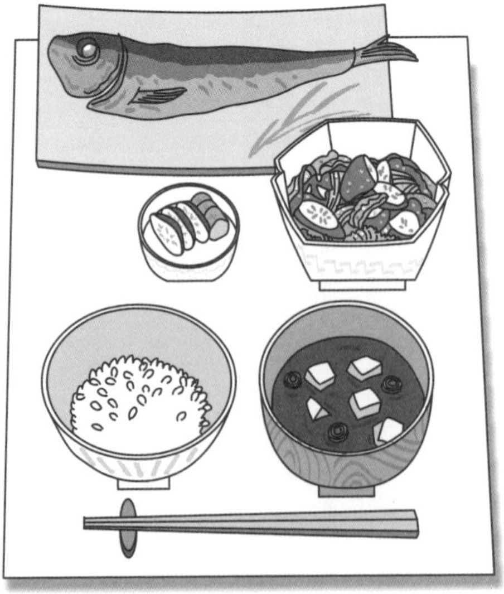

避免極端的飲食限制造成不適

基本上在治療過程中沒有您不能吃的東西。但若因化療藥劑影響，或與藥物不宜同時服用的食品，又或者副作用嚴重時有不想碰的食物，都可以遵照醫師的指示，來決定要避免的飲食。除此之外，您喜歡吃的食物都可以食用。

當然也有病人想嘗試各種飲食療法。雖然我們無法強逼患者改變飲食的喜好或思考模式，但也建議不要採取極端的飲食限制，或是過量攝取單一食品。

例如：限制攝取脂質食物，導致患者便祕時，就可以食用肉品來改善此症狀。不要挑食，均衡攝取營養。

以飲食調整並補足體力

在癌症治療的過程中，您的飲食是非常重要的一環。每天的飲食，基本上都是修補因治療受損的細胞及回復身體狀態的關鍵。但是我們無法單靠飲食來治療癌症，飲食是扮演維持體力，讓治療更順利的關鍵角色。

營養補充品等輔助食品也一樣。其效用在於補充營養，但不等於是癌症的特效藥。當然化療時補充營養品，也可能造成不好的影響。所以當您想服用營養補充品時，務必要諮詢醫師的專業意見。

吃不下就不要勉強自己

在治療過程中，一定會出現嚴重嘔吐或是吃不下東西的情形。這時就不要硬逼自己一定要進食。

如果吃不下的原因是因治療的副作用所引起，那也是事前可以先預測的。如果不是長期沒有食慾或吃不下東西，就不必這麼擔心。

真的吃不下的話，可以吃一些水果或是果凍等簡單的食物代替正餐，如果身體狀況無法進食，也可以選擇用點滴靜脈注射的方式來補充營養。

生病時，我們容易擔心自己沒有食慾。但治療導致的食慾不振，可以在一定時間之內有所改善。這一段時間雖然會有個人的狀態差別，但您可抱持「有食慾的時候就盡量吃，吃不下的時候就暫時忍耐」的心情，不要太勉強自己。

當然病人家屬也有可能因為擔心患者的狀況，而勸患者吃東西。因此向家人說明治療的進度，以及副作用出現的時期，讓家人安心，也能減輕彼此的負擔。

口腔護理重要的原因

舌苔也是造成味覺失調的原因之一

癌症治療的過程中，免疫力會降低，也容易導致口腔中的菌叢失衡。口腔中的菌叢失衡，會導致舌苔聚積、也會造成患者容易口渴。像這樣導致患者味覺失調的例子，也意外的不在少數。

舌頭的表面有許多點狀分布的味蕾。當體內的鋅含量不足，就容易導致舌苔覆蓋住味蕾、或是因口腔乾燥、營養不足，引起味蕾萎縮的現象。

刷牙時也要清理舌苔

在癌症治療過程中，有可能因為身體狀況不好就疏忽口腔的保健。每天刷牙時，同時清潔附著在舌頭上的舌苔，做好口腔清潔護理，來改善味覺失調的實例非常多。

也有很多人只有刷牙而沒有清潔舌苔。清潔舌苔的方法，就是在刷牙時，利用牙刷順便將舌頭上的白斑輕刷來回2～3次即可，或是也可使用清潔舌頭專用的刮舌器來清潔。

調整飲食習慣，以易於進食為主

癌症治療中、患者會因為疼痛以及藥物副作用，導致食慾不振以及無法進食等。而我們也整理了這個時期常見副作用的飲食對策。

治療中的飲食指南

選用有助消化的食物

以稀飯或是較軟的碳水化合物為主。配菜也要煮軟，並且應避免攝取刺激性高的食物。

選用容易食用的食物

食慾不振時，可以吃水果或是香味俱全、有酸味等自己喜好的食物為優先。吃得下的食物也可以盡量吃。

常保口中濕潤及清潔

吃飯前記得漱口、保持口腔中的濕潤狀態。飯後也務必要漱口及刷牙。

細嚼慢嚥

進食時應多次咀嚼後再吞入口中，八分飽的程度即可。

注意食物的味道

對食物的味道感到敏感時，盡量食用冷食。

試看看改變用餐的環境

選擇在與平時不一樣的地點用餐，如在庭

院或陽台等屋外環境用餐、心情的轉變也能促進、刺激食慾。

注意時常補充水分

身體水分不足會導致口乾舌燥、甚至是食慾不振，因此平時宜注意補充水分。

吃不下就不要勉強自己

化療有一定週期，食慾也自然而然會恢復。吃不下時，就不要勉強自己一定要進食。

常見副作用的飲食對策

食慾不振、體重減輕

- 從可以吃得下的食物開始。
- 準備比較可以接受的食物。
- 選擇有助消化且營養價值高的食物。
- 可以食用小點心，如：餅乾或布丁等喜愛的食物。

噁心想吐

- 少量進食、或等身體狀況理想時再進食。
- 以涼、冷以及口感清爽或較容易吞嚥的食物為主。
- 味道太重的食物可稍微放涼後再食用。
- 因治療後會有食慾減退的情形產生，在治療前必須先少量進食。
- 注意補充水分及礦物質。
- 如有嘔吐情形，可以使用冷茶來漱口。

味覺產生變化

- 經常保持口腔中的清潔，用餐前先漱口。

・積極攝取富含鋅類的食物，如牡蠣、魚肉類等。

・每餐之間可以含糖果在嘴巴裡面，促進唾液分泌。

・如果食用鹽或醬油會有股苦味或金屬味產生時，須限制鹽分攝取，或是利用高湯等中和味道。

・吃任何東西都覺得有甜味時，應限制攝取砂糖及味琳。也可使用鹽或醬油加重口味，或使用醋、檸檬等添加酸味。

・如果感覺不到味道，可以使用香辛料或是酸味的食物來加重提味。

口內炎（口腔潰瘍）、口乾舌燥

・常漱口、刷牙保持口腔清潔。

・可選用含有湯汁的食物或喝湯、飲料等保持口腔濕潤。

・利用高湯提味，以清淡味道為主。

・選用較軟、水分較多的食物為主。

・可以用勾芡的方式烹調食物，來保護發炎部位不會受到刺激。

・盡量避免食用酸味強的水果、食用時宜切細或是煮過在行進食。

・避免食用過熱的食物，宜放涼再吃。

便祕

・積極補充水分。

・攝取纖維含量高的蔬菜水果。

・食用富含乳酸菌類的食品，如優格等。

・避免食用高油脂的食物。

・用餐時間要規律。

・選擇易消化食物。

・飲食以少量多餐為主。
・避免食用高脂肪或太甜的食品。
・不必限制水分攝取，宜多補充水分。
・避免食用生冷食物。

無法咀嚼或吞嚥

・以較柔軟的食物為主，避免食用不好咬的食物（較硬的肉、纖維含量高的蔬菜等）。
・將食物切細或剪碎，多加一點水分調理。
・使用吉利丁、太白粉或寒天等勾芡，這樣較容易進食也可以避免噎到或嗆到。
・少量多餐。
・症狀嚴重時，可以使用食物調理機將食物打成泥狀，再用吸管來喝。
・如果容易噎到或嗆到時，宜採取自己覺得比較好吞嚥的姿勢進食。

胃部不適

・選擇食用有助消化、柔軟的食物為主。
・冷卻熱食、避免攝取辣味或酸味食物。
・細嚼慢嚥。
・積極攝取優質蛋白質。
・飯後30分鐘不要躺著，坐著休息較佳。

腹脹

・避免攝取脂肪含量高的食物。
・避免攝取薯類或豆類等易產氣的食物。
・攝取富含蛋白質的食物。
・多咀嚼食物能幫助消化。

注意

關於本書提供的飲食建議，是以沒有飲食限制的患者為對象。如果您有骨髓抑制現象，造成免疫力低下而需要限制部分飲食，以治療狀況來說，本書的飲食建議就比較不適用。當然還是以主治醫師的意見為主，本書所提供的建議為輔。

根據身體狀況選擇進食

吃不下，就等吃得下時再吃

患者接受癌症治療的過程中，會因為口味改變而喜歡味道較重的食物。因此病人可能會喜歡像是泡麵類等口味較濃的東西，比較容易感受出美味。

像這樣的口味改變，也是治療過程中會出現的短暫現象。綜合以上幾點，就選擇自己喜歡吃的食物吧！即使可能會有點偏食，但不妨改變您的想法：「可以吃得下東西，還是比較重要。」

除了吃不下之外，患者也可能因為接受類固醇治療而變得食慾旺盛。因此過度進食或偏食都有可能影響您的治療。

但最重要的是清楚理解您現在的身體狀況，並保持營養均衡。吃不下，就等吃得下時再進食比較好。

喜愛的食物也須適量

茶類或酒精性飲料等喜歡的食物，適量飲用的話基本上沒有什麼問題。

但化療期間應避免飲用酒精性飲料。治療結束後才可以適量飲酒（一天一瓶中瓶啤酒或180ml左右的日本清酒為基準）。但菸草類的東西有可能使癌症復發或惡化，因此應避免抽菸或嚼菸草。

記錄每天的飲食，進行飲食管理

可以開始記錄每天的飲食狀況，記錄吃了什麼食物、吃的量以及是否有吃剩下等。

如果可以記錄每天吃的食物以及分量，維持這個習慣就可以檢視每天的身體狀況。例如像上次出現副作用時，吃過什麼東西、怎麼克服副作用等問題，如果可以記錄並回顧這段期間的過程，應該可以比較輕鬆。

記下飲食日記，可以注意到自己飲食狀態有變化的時間帶，也可以隨時找醫師諮詢專業意見。飲食日記不只可以記下自己生活中的飲食、也可以記錄出現藥物副作用時的自主健康管理狀態。

▼飲食日記

年　　月　　日（星期：　　）

	飲食內容	食物材料	食用分量	備註
早餐				
午餐				
點心				
晚餐				

養成保養肌膚的習慣

每日肌膚護理非常重要的原因

患者化療過程中會出現過敏、手足症候群、色素沉澱等各種皮膚上的問題。而皮膚有狀況時也應早期發現、早期治療，並防止其惡化。當然，日常生活中的肌膚保養，也能幫助預防皮膚產生狀況。

發癢、濕疹、疼痛等症狀會降低生活品質。而為了能在治療過程中感到比較舒服、自我照護這件事就非常的重要。就像每天早上起床都會刷牙一樣，您可以養成簡單的肌膚護理習慣，藉此減輕皮膚出狀況的風險。

基礎在於清潔、保濕與避免受刺激

肌膚護理的基本，在於清潔、保濕與避免受到刺激三大項。

首先最重要的就是常保肌膚的清潔。使用輕柔的洗淨方法清潔肌膚，預防皮膚發炎以及感染。

接下來是保濕。皮膚乾燥時就容易有傷口形成。因此保濕非常的重要，尤其是治療過程中肌膚很容易乾燥，所以洗手之後宜使用保濕用品。

最後最重要的就是不要讓皮膚有傷口。注意不要有壓迫或撞傷等物理性的刺激、或是避免受到藥劑、紫外線等刺激，來保護肌膚。

▼肌膚護理的三大重點

POINT 1

清潔

保持肌膚清潔、
注意預防發炎以及感染

POINT 2

保濕

注意保水、並使肌膚油脂分泌
足以抵擋外來侵襲

POINT 3

避免刺激

避免肌膚受到外部刺激、
防止受損

選擇不刺激肌膚的洗面乳

1 以溫水將臉沾濕

使用溫度過高的水會導致肌膚乾燥。因此宜以38度左右的溫水為主。首先要先用肥皂洗手、再將臉部潑溼。

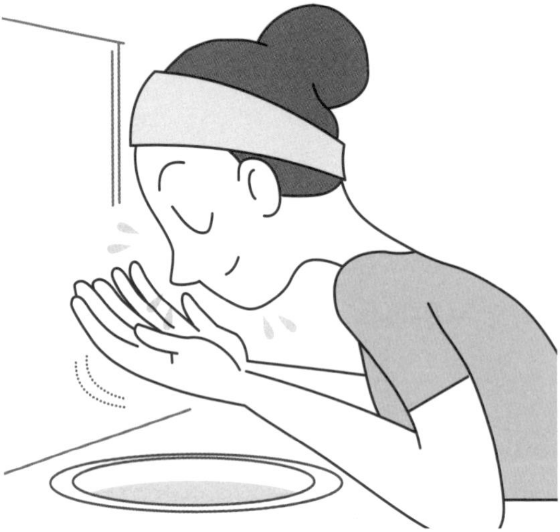

2 使用洗面乳至搓揉起泡

選用低刺激性與弱酸性的洗面乳或肥皂。利用洗臉用起泡網等搓揉起泡，也可以使用慕斯類產品。

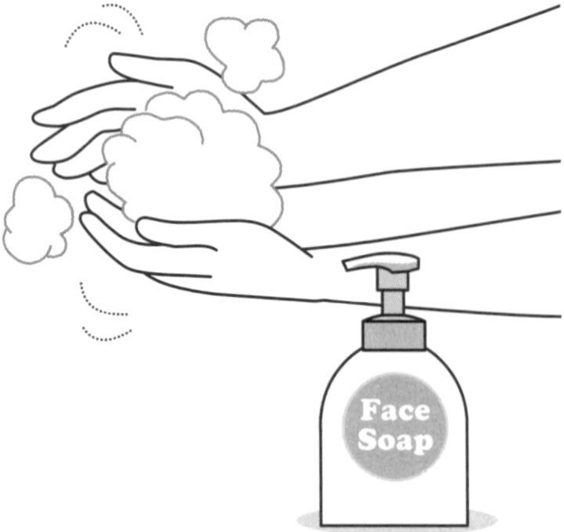

3 輕柔去除髒污

洗臉時，避免搓揉太用力、將泡泡均勻塗抹在臉上即可，輕輕去除髒汙。

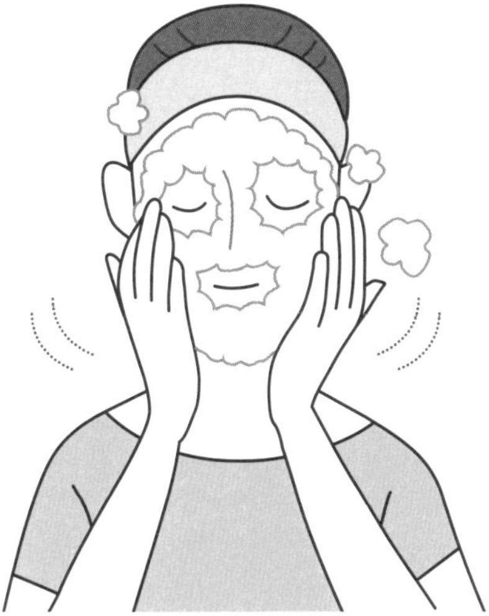

4 沖水時也要輕柔沖洗

沖水時也要輕柔，避免強力衝擊，將泡泡以清水洗淨。之後可使用毛巾輕擦、按壓臉部。

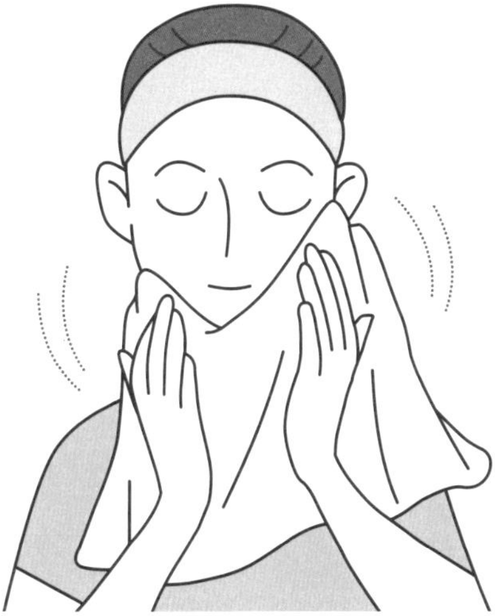

透過泡澡舒緩身心靈

洗髮

洗髮精及潤髮乳應選購低刺激性、弱酸性之商品。

- 用38度左右的溫水將頭髮沾溼。
- 洗髮精搓揉起泡後，輕塗抹於頭髮上。
- 利用指腹按摩並清洗頭皮。避免直接用指甲抓洗頭皮，指甲也應剪短。
- 使用潤髮乳時應避免直接與頭皮接觸，而是將其塗抹於髮尾。
- 洗髮、潤髮後都應使用溫水沖洗乾淨。

清潔身體

選用肥皂與沐浴乳時應購買低刺激度、弱酸性之商品。

- 使用起泡網，沾上肥皂並搓揉起泡。
- 將泡泡輕抹於肌膚上達到清潔身體的效果。也可使用對手掌及肌膚較無刺激性的軟毛巾、海綿或紗布等，避免過度摩擦肌膚。
- 使用38度左右的溫水將肥皂或沐浴乳沖洗乾淨。

★貼心小叮嚀

避免使用尼龍製毛巾及輕石刷等，對皮膚具強烈刺激性之物品。

使用浴缸／浴盆泡澡

・泡澡時應以溫度38度左右的水溫為宜。
・避免泡澡時間過長。
・淋浴也應以38度左右的水溫為宜，同時必須避免時間過長。
・當心臟感到負荷時，應以半身浴為主。
・使用入浴劑時，應選用低刺激性之商品，可使用保濕性高，且對肌膚溫和的入浴劑。
・泡澡後可使用軟質毛巾等清潔身體，避免過度摩擦，輕輕擦拭肌膚上的水分。
・泡澡後皮膚容易感到乾燥，應馬上使用保濕類保養品，進行肌膚護理。
・以預防感染的觀點來說，最好的方式就是泡澡。
・如果要泡溫泉時應使用個人浴池，避免與他人交叉感染。

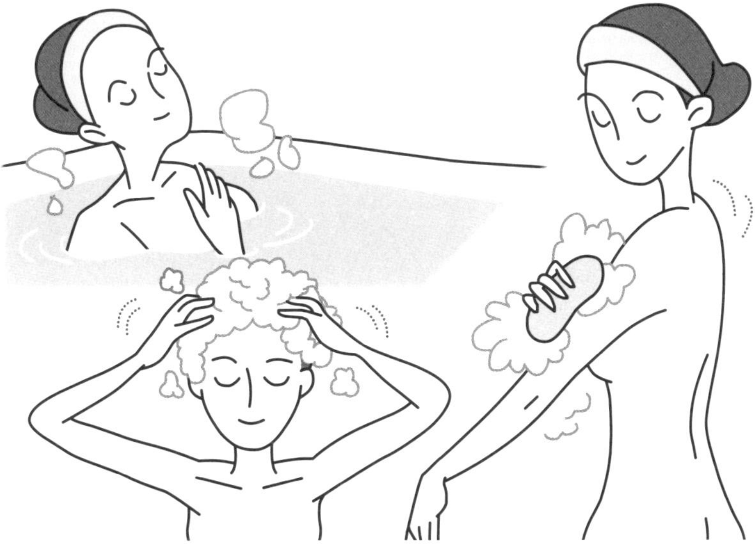

刮鬍子也要保養皮膚

刮鬍子

避免使用易使肌膚損傷之剃刀，盡量改用電動刮鬍刀。如果使用防水的電動刮鬍刀，就可以搭配使用刮鬍泡。

・刮鬍子之前，可先用熱毛巾輕輕擦拭皮膚。

・使用防水電動刮鬍刀時，應使用低刺激性之刮鬍泡。

・使用刮鬍刀時應以輕柔程度接觸即可，避免過度摩擦肌膚。

・刮完鬍子後，可使用低刺激性的保濕保養品進行肌膚護理。

★貼心小叮嚀

刮鬍子時刮太深或逆向刮鬍，容易傷及肌膚，應盡量避免。

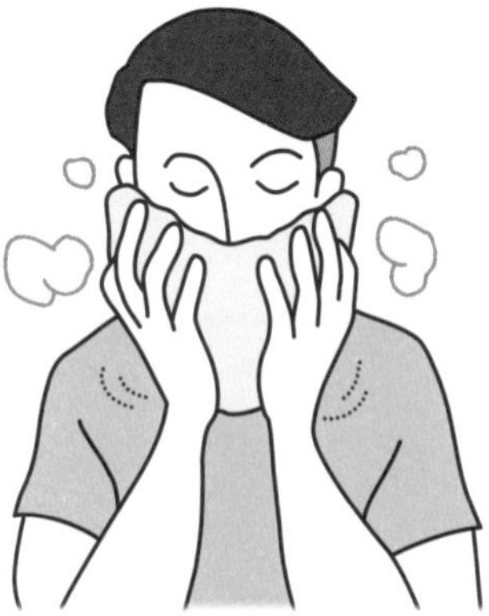

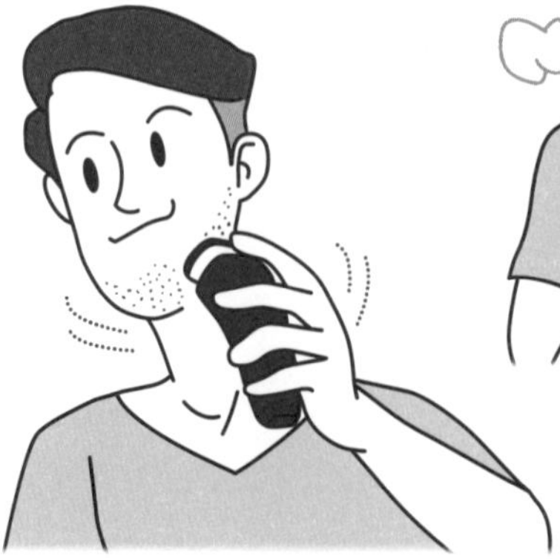

洗臉時注意避免過度清潔，以防皮脂流失

皮膚一旦太乾燥，就容易有傷口，防止病毒、細菌及過敏原入侵的功能，也容易降低。因此保濕、避免乾燥等肌膚保養就非常的重要。

健康的皮膚狀態是由皮脂來平衡，過度清潔身體就會導致皮脂流失、也容易導致皮膚乾燥。

肌膚保濕的第一步，就是避免皮脂的流失。清潔臉部及身體時的過度摩擦、使用的熱水溫度過高、長時間泡澡等，都可能是皮脂流失的原因。

養成使用保濕用品的習慣

洗臉、洗手或泡澡後，可使用保濕用品來進行肌膚護理。泡完澡後，容易導致皮膚乾燥，因此在皮膚還是濕的狀態下（泡澡後十~十五分），使用保濕用品為宜。

保濕用品有各式各樣的種類。但此時應選購低刺激性以及不含酒精之商品。也因為這是每日必須使用的東西，所以應選用質地優良、並且塗抹於肌膚上不會產生過敏及紅腫等現象、適合自己肌膚使用的產品。

如果必須大範圍塗抹在身體上，應使用乳液類的產品優於硬質軟膏，比較容易使用。

防止肌膚曝曬於紫外線中

肌膚會因為曝曬於陽光下而曬傷

太陽照射下產生的紫外線，會對皮膚帶來諸多影響。另外，也有可能造成基因突變，誘發皮膚癌的產生，另一方面也會使肌膚老化，產生斑紋或皺紋等。而過往也有紫外線易導致因免疫抑制引起感染風險的實例報告。

為了保護皮膚不受傷，平常預防紫外線的照射非常重要。雖然小麥色的肌膚很吸引人，但曬傷也就等同於受到太陽光線照射造成傷害。夏天高溫外出時，應避免穿著肌膚外露的衣裝。

另外不只女性，平時不太會在意紫外線影響的男性也應注意，並採取對應措施。

預防紫外線之對策

▼防曬乳的選購方法

・考量防曬乳對肌膚的刺激性，應選用SPF 20、PA＋＋以上程度之產品。

・應選用有「非化學成分」、「不含紫外線吸收劑」標示之低刺激性商品。

▼塗抹防曬乳的方式

・塗抹防曬乳時，應先塗抹保濕乳液。有開立軟膏處方籤時，應諮詢醫師意見。

・外出時間長時，應每隔二～三小時就重新塗抹一次。

▼預防紫外線的穿著

・紫外線強烈時，應隨身佩戴帽子、陽傘、手套及圍巾或長袖衣服等配件來預防。

指甲的保養以及剪指甲的方法

化療過程中，您可能常常沒注意到指甲已經產生變形、斷裂的情形。為了不使衣服或寢具等造成指甲斷裂、或指甲刮傷皮膚產生傷口，平常就應該注意指甲的保養。

- 塗抹保溼乳液於肌膚上時，也應塗抹到指尖以及指甲部位。
- 剪指甲的時間以洗完澡過後，指甲比較軟的時間為主。
- 剪指甲時注意不要剪太深、使用指甲剪時，選用握把較長、剪完後可以修磨、修平指甲為佳
- 指甲剪到四方形後，將腳指甲磨平。
- 指甲有傷時應使用手套或襪子。

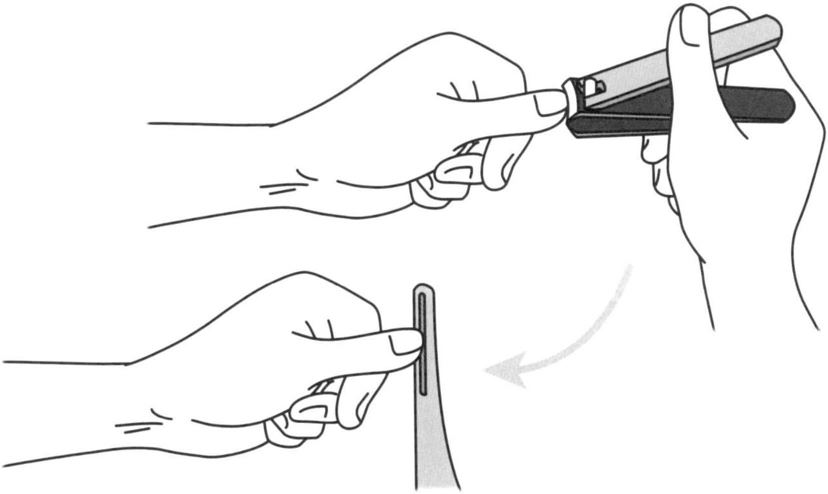

進行治療之前應先做準備

把頭髮剪短吧！

接受化療，或是放射線治療引起掉髮，會造成容貌產生改變這件事，尤其對女性來說是一種心理層面的傷害。

因此了解副作用形成的原因及時間後（參閱第90頁），盡可能做自己，過想要的生活，並保養好身體及肌膚。

副作用引起的掉髮時間，是能事先預測的，因此進行治療之前，可以先做好準備。尤其是長髮一夕之間掉落，也會是心裡的一大創傷，所以可先將頭髮剪短。如此一來就比較容易處理掉髮問題，由外觀上來看也不會那麼明顯、更可以減輕您的心理負擔。

治療進行之前，保留充足時間做好準備

可以掩蓋掉髮情形的產品有非常多種。例如：假髮（髮片）、接髮、帽子、頭巾、圍巾、假睫毛或畫眼線妝的化妝用具等。

平時可以收集以上商品資訊、或是實際試用，事先準備比較好。而在化學治療之前，身體狀況較佳、也比較有時間可以準備這些東西。因此早點準備這些東西，也有助於穩定心情。

確實清潔並勤護髮

因治療副作用所引起的掉髮，是短時間的大量掉髮，因此容易造成心情上受影響。這時也會開始在意掉髮，猶豫是否要洗頭。

但是頭皮沒有清潔乾淨，反而會引起毛孔阻塞，並影響皮膚的新陳代謝，或造成皮膚發炎、更可能會惡化。

在掉髮時期，如果常使用假髮或髮片，也容易造成頭皮不透氣，因此更需多加留意並經常護髮。

洗髮時的注意事項

- 應以38度左右的溫水洗髮。
- 使用低刺激、弱酸性的洗髮精。
- 避免洗髮精直接沾到頭皮，先搓揉起泡後，再塗抹於頭髮上。
- 使用潤髮乳時，應少量塗抹於髮尾。
- 避免洗髮精殘留，應沖洗乾淨。
- 洗髮後應使用毛巾輕輕擦拭頭髮、將水分吸乾。並且避免使用吹風機，如果要使用吹風機應調整至低溫模式。

選擇適合自己的假髮

確實理解假髮的使用時間與方法

毛髮生長的速度約為一個月長一公分左右。在這個前提之下，化療結束後頭髮要恢復原本的長度，最少需要半年的時間。含治療期間在內，多數人的假髮或髮片使用時間，大約會在一～二年左右。

然而使用假髮的時間會有個人的差異。掉髮的狀態也會有所不同。尤其假髮也有許多種類，需要使用假髮的時間、要如何使用假髮等問題，都可以與販賣假髮的店家進行討論。

關於使用方法以及保養方法，遵循店家的指示，您也會比較安心。

假髮製造方法的不同與其特徵

假髮的價格會因為製作方法、材質等而有所差異。價格的區間範圍也有可能會有數千日圓（數百元台幣）甚至數十萬日圓（數萬台幣）的差距。

假髮成品的價格比較便宜，您可以輕鬆挑選您喜歡的風格與顏色。假髮的尺寸也分為可調整與不可調整兩種。

如果是訂製的商品，可分成將半成品調整至您想要的尺寸以及風格種類、及完全根據您頭型來設計的全套客製化產品。在價格上，全套客製化假髮的價格最高，但您可以依據喜好做選擇，相對也比較可以滿足您的需求。當然製作全套客製化假髮所需的時間也較長，所以您可以再確認出貨的時間。

假髮材質的不同與其特徵

假髮材質可分為人工毛髮（合成纖維）、混合毛髮（人工髮與真髮混合）以及真人毛髮等。如果您的假髮含有人工髮成分，則後續無法進行染或燙的行為。如果真人毛髮的成分增加，您的假髮看起來也會比較有質感。雖然您可以享受真人毛髮的自然感、但其缺點就在於會有退色以及分岔等情形。

購買假髮時，首先應注意的就是調整尺寸。有頭髮的時期與掉髮期相比，尺寸大概會有1～2公分的差距，這點也是化療進行前必須注意的事項。

▼選擇適合自己的假髮

製造方式差異	價格	毛髮材質差異
現成品	低	人工毛髮
半成品	↕	混合材質
全套客製化產品	高	真人毛髮

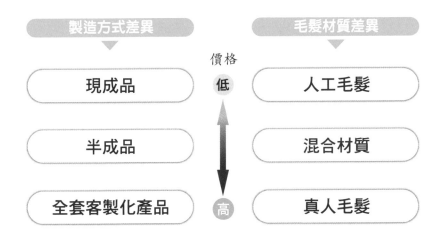

搭配使用帽子及圍巾

在家放鬆時的各種搭配

在家休息時，通常都想拿下假髮或髮片，能避免頭皮過於悶熱，也會比較輕鬆。此時您可以使用圍巾或頭巾、帶髮的帽子以及棉質帽子等，來減少頭髮掉到地板上的機會。

睡前使用柔軟材質的夜用帽，就可以減少頭髮掉落在寢具上的可能。

將假髮用的髮網裝上後，用頭巾或圍巾等綁起來，以適合您的寬度來避免頭巾掉落。髮網也具有提高吸汗機能與隱藏假髮分線等不同種類，您也可以依照您的需求來區分使用。

不戴假髮外出時的各種搭配

外出時，可使用帽子、圍巾或頭巾等來遮蓋掉髮的部位。若掉髮量不多，也可使用接髮等多種組合來遮蓋並變換多種樣式。

您可以戴上帽子並調整深度、帽沿寬大的帽子就比較方便。而化療過程中，頭皮健康情形也會有較大的變化，因此必須選用柔軟、並且對肌膚溫和的材質。當然也有可以預防紫外線的專用帽子。

至於頭巾或圍巾，您可以盡量選擇尺寸較大的，就可以在形狀折疊的方法上有較多的變化。同時也可以運用多種外型變化，來調適心情。

如果是睫毛脫落，就有可能掉進眼睛裡產生不適感。因此外出時可以配戴眼鏡或太陽眼鏡等來保護眼部。如果是鼻毛脫落並有減少的情形，也可以使用口罩來防止鼻腔乾燥或灰塵跑進鼻腔裡。

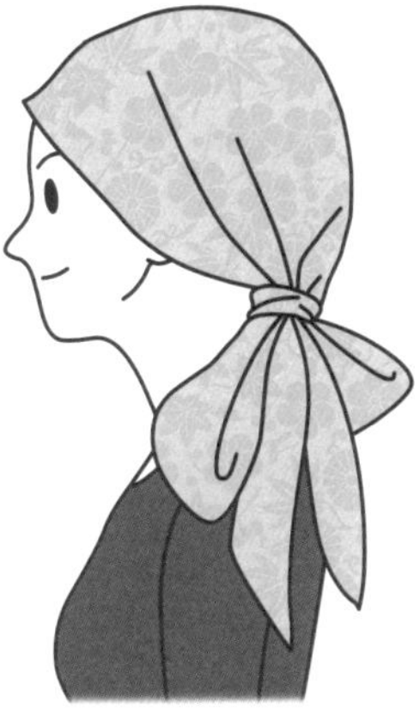
圍巾

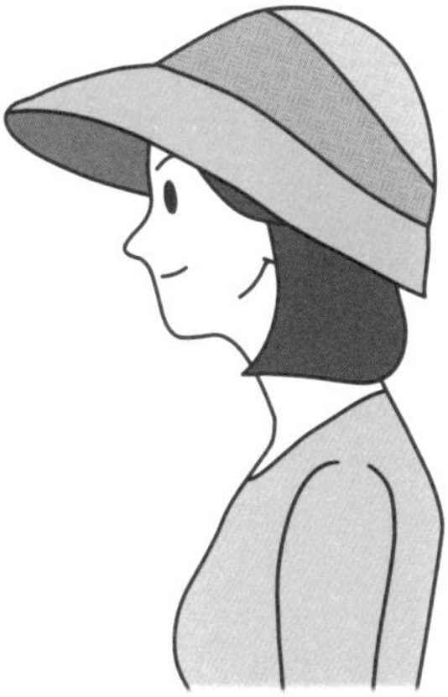
假髮帽

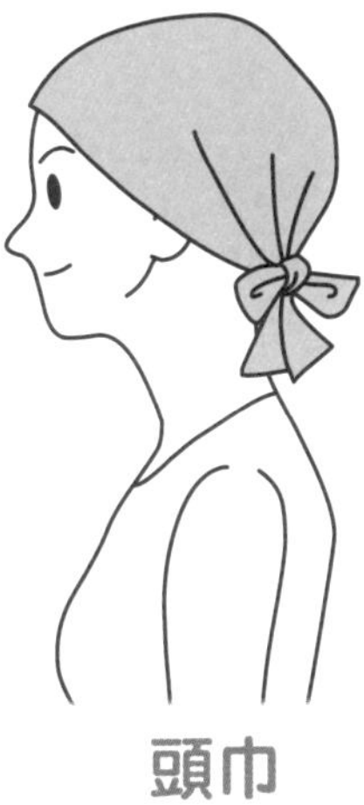
頭巾

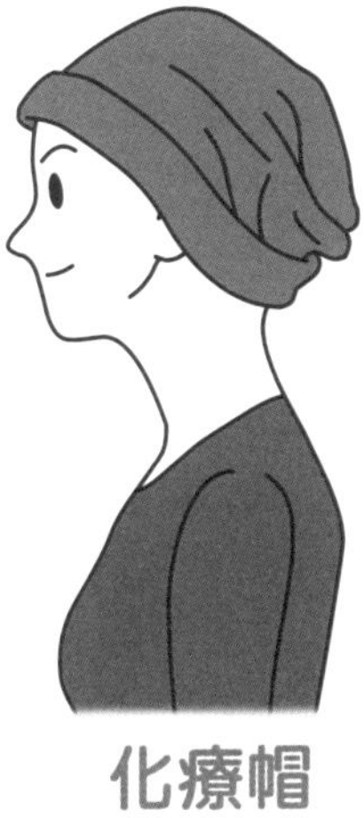
化療帽

眉毛、睫毛也都要遮蓋到

不改變他人對您外表印象的方法

眉毛或睫毛脫落、減少時，會導致他人對您的相貌印象有所改變。

而一般常見的方法，就是使用眉墨鉛筆或眉筆來畫眉毛。雖然您可能不知道要怎麼畫眉毛，但只要在治療前拍張照記錄下來，就可以當成參考圖片。您也可以事先練習畫眉毛，需要時就能輕鬆完成化妝的整個過程。

遮蓋睫毛脫落的方式，則有使用假睫毛及畫眼線等方法。首先可以使用黏著劑來接假睫毛並遮蓋住脫落的部分。如果使用中有任何不適，請暫停使用。

配戴有色眼鏡或太陽眼鏡等，也可以使您的睫毛脫落看起來不那麼的明顯。外出時容易有異物掉入眼睛裡，隨身帶著眼鏡或太陽眼鏡也是一個妙招。

回家後確實卸妝能使肌膚變得較清爽

使用眉墨鉛筆或眉筆、眼線的妝容，都應該在回到家後徹底清潔卸妝。眼妝的部分可以使用眼部專用的卸妝液來清潔，而清潔用品也應選擇無香料、無色及低刺激性的產品。卸妝時應避免過度摩擦皮膚、輕柔卸妝後，再進行臉部清潔與保濕。

▼畫眉毛的方法與重點

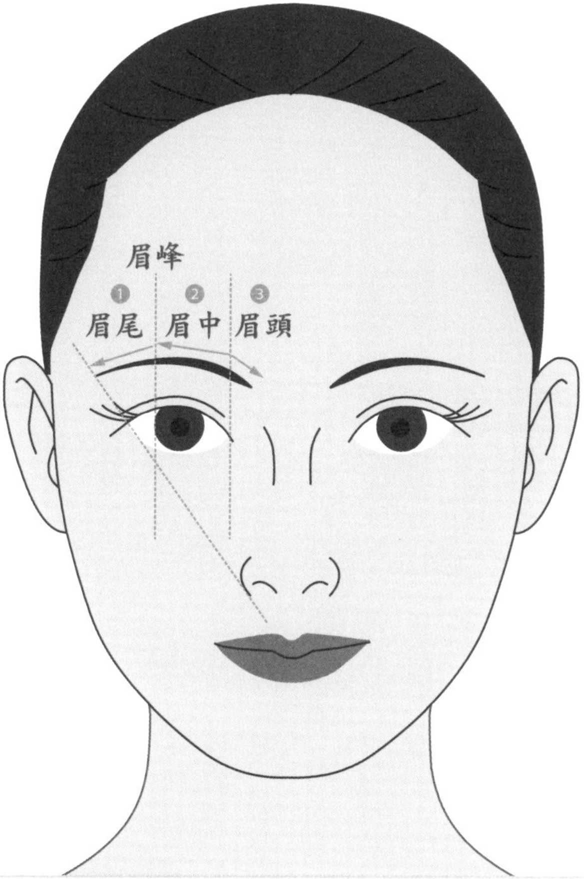

畫法

1. 從眉峰開始畫到眉尾。
2. 由眉中畫到眉峰的方向。
3. 從眉中往鼻子方向，畫到眉頭。
4. 不足的部分補畫修飾。

重點

1. 眉頭以眼頭的正上方直線方向為基準。
2. 眉峰應以外側眼珠往上方直線方向為基準。
3. 眉尾的尖端應由鼻翼與眼尾的交叉線方向為基準。
4. 畫眉容易有過濃或是畫得不自然等問題發生，此時應慢慢畫勻。

專欄5

化療會影響懷孕或生產嗎？

進行化療前應與您的醫師討論

化療有可能會對您懷孕或生產有所影響。如果是女性患者也可能導致排卵或月經週期不順、停經等。以前也有因化療藥物副作用，造成胎兒畸形的臨床報告，所以就需要避免在治療過程中懷孕。

男性方面則有可能因化療導致精子數量下降、精子的DNA受到影響等。一般認為化療藥物會導致性慾減退、無法勃起或射精等性功能方面受到影響。如果是將來想生育小孩的患者，也請您在接受化學治療之前，先與您的醫師討論這個問題。

專欄6

工作暫停導致收入減少該怎麼辦？

完善利用醫療保險金制度

隨著癌症治療可採門診形式來進行，兼顧工作與往返醫院治療的患者人數也逐漸增加中。但仍無法避免需要暫時住院或治療結束的幾天後，可能會因副作用而幾天無法出門的情形。在這樣的狀態下，當然還是要以治療為第一優先，絕對不要勉強自己硬撐。

生病暫停工作的期間有健保身分，可以向公司及醫師申請診斷證明書、拿到傷病保險金。其餘也可使用年金保險、生活資金等制度減輕您的醫藥費負擔。

註：以上為日本的制度，台灣可查詢防癌險的相關事宜。

Chapter4

癌症病友的

心路歷程

經驗談1

工作狂人生中的不速之客──乳癌

◎乳癌治療

東京都　關有美（48歲）

「果然跟平常感覺不太一樣……。」抱持著以上想法，決定到醫院檢查，是去年秋天時的事了。重新回憶這個過程，感覺從前就有一些預兆了。

從三個月前開始，就覺得胸部不太對勁。過去哺乳期曾經得過乳腺炎，而這次的疼痛感與疼痛點，也都跟過去的症狀很像。我從以前就有一些婦科方面的小問題，像是經痛、經前症候群（PMS）、子宮肌瘤等容易周期性發作的問題。因此我定期在固定的診所做檢查，而前一次的乳房攝影檢查，是沒有任何問題的，因此我才覺得胸部的不對勁感，或許也會在月經結束後消失。

開始覺得這一次的感覺不一樣，應該是在夏天吧。疼痛是非週期性疼痛，而且感覺到胸部好像有硬塊。因為擔心，所以我也請老公及女兒幫我確認。但因為他們也說不出個所以然，所以只好到醫院去做檢查了。

之後到醫院進行檢查，是一個月後的事。除了自己工作繁忙，我女兒也要準備高中的升學考試。

我的工作是擔任某間廠商的執行企劃，需要常常到國外出差。工作沒完成我就會放不下心，可是我也不想放棄家庭時光，還好我先生也會幫忙分擔照顧小孩的工作，讓我可以兼顧。

開始懷疑自己得了乳癌的時間，剛好是我工作環境變動最大的時候，再加上女兒的升學考試，那時的我經歷了最忙的時期，但就像是記憶喪失一樣，忘了自己到底在忙些什麼。

被診斷為乳癌初期

當工作到一個段落，有自己的喘息時間後，我到固定做檢查的女性醫療機構接受乳房硬塊的觸診檢查，醫師也開立了附近醫學中心的轉診單給我。我到醫學中心，接受更精密詳細的檢查。雖然當時的乳房攝影報告並沒有拍到什麼特別的問題，或許是乳房密度比較高（乳腺密度高時，乳房組織在X光下會呈現白色影像，不容易看出正常組織與癌細胞的分別）也有影響吧。我也額外做了觸診與超音波檢查，明顯看出胸部有腫塊，當場就做了乳房穿刺切片檢查。

兩週後，得知我的乳房裡有兩公分以下的小腫瘤，但醫師當時原本診斷為管狀A型乳癌，如果沒有淋巴結轉移，就可以在切除腫瘤後，搭配放射以及荷爾蒙治療即可。如果盡快切除硬塊，之後的預後就會非常良好。我想：如果是這樣的話，就早點動手術，早點安心吧！

第一時間得知自己罹患癌症，難免心裡會受到衝擊，但是聽了醫師的診斷結果後，我也比較安心。或許是之前也對癌症有一定程度的認知吧。再加上母親罹患腦瘤二十年後去世，所以我在這段時間內，也收集了不少關於癌症的資訊。

而我還參考並翻譯了一些國外的癌症醫療資訊及一些義工的經驗等，定期收集這些與癌症有關的相關資訊，所以對乳癌也有一定程度的理解。

手術中發現有淋巴結轉移

如果癌症沒有轉移，只切除腫瘤的話，根據主治醫師的評估，手術大概在二~三小時內就可以結束。而我也同意如果在術中的淋巴結檢查，發現癌細胞有轉移的現象時，就立即進行切除，並做好手術時間會延長的心理準備，就接受了手術。

雖然手術當天我老公一直在手術房外等我，等了大概五個多小時。當我麻藥退掉清醒後發現，老公等待我清醒的時間這麼長，心情一定很煎熬，那天是我第一次看到平時不輕易對人掉眼淚的他落淚。手術過程中發現我有淋巴結轉移的現象，所以清除了腋下的淋巴結。手術很成功，但因傷口滲液現象無法完全停止，所以我住院住了兩個禮拜。

之後因為癌細胞轉移到淋巴結會影響之後的治療過程，所以醫師評估如果在出院一個月過後，後續追蹤檢查也沒有發現問題的話，就可以開始進行化療。

真的有必要化療嗎？

醫師跟我提到因為考量淋巴結轉移還有年齡因素（還很年輕），可以考慮使用兩種化療藥物（TC、AC）作為以後的治療方針，所謂TC是指TC歐洲紫杉醇＋環磷醯胺（Taxotere、Cyclophosphamide），而AC是指AC小紅莓＋環磷醯胺（Doxorubicin、Cyclophosphamide）。

聽完醫師說的話，我的腦海裡就開始浮現出各式各樣的問題。綜合思考年齡、還是第一期數的乳癌、惡性度還有對荷爾蒙的反應等問題，我有很大的疑問，想著化療是不是沒有必要呢？

雖然我自己並不排斥化療藥物，可是一旦接受化療，治療的時間會大幅增加。我覺得如果使用二種藥物，那這樣治療時間也會增加一倍，再者考慮到化療副作用可能對身體會有諸多影響，之後的生活一定會有很大的變化吧！如果只是放射線與荷爾蒙治療，我預估大約一個多月就可以回歸職場上班，所以當時的確有浮現「糟糕了……。」的想法。

就如上述幾點，我也希望醫師說明，「為什麼我的情況適用於化療」。

同時，我也和醫療論文翻譯網站志工中認識的乳癌病友交流，了解有關自己症狀的相關適用治療。

就我所閱讀過的資料顯示，管狀A型乳癌的荷爾蒙與放射線治療可以大幅延長存活率，但如果是荷爾蒙治療加上化療，加成過後的效果分別為五年存活率增加1～2%、十年存活率增加3～5%左右。雖然有加乘效果產生，但就會不知道怎麼去理解2%～5%之間的微妙差距了。

我的主治醫師也說，我還很年輕，但因為有淋巴結轉移的狀況，所以預先進行化學治療會比較保險。但我想即使接受化療，那為什麼就要用所謂的TC＋AC兩種藥物呢？醫療團隊也沒有很明確地跟我說明、團隊中彼此也有各自不同的看法，像是同時使用兩種藥物，或是只用一種藥物這些問題。雖然那時跟我說，要看術後一個月的追蹤檢查結果來決定，但我那時還是都無法接受這個結果。

尋求第二意見，並決定接受化療

所以，我就透過病友支援活動認識腫瘤內科醫師，並尋求第二意見。

這位醫師在看過我的檢查報告數據後，贊成我接受化學治療。原因跟我的主治醫師大致相同，都是考慮到癌症有可能復發，如果沒有其他影響因子，他也覺得接受化療來預防復發是好事。但這位醫師認為只用ＴＣ一種藥物就夠了，我也趁機詢問他２％～５％的差距在統計上的意義，理解之後，就是決定開始接受化療的關鍵因素。

美國等國家也有贊成同時使用ＴＣ與ＡＣ兩種藥物的醫師，而我想我那時無法接受這樣的意見，或許是沒有跟醫師做好充分的溝通吧。

化學治療與其副作用

最後，我在化療過程中只使用ＴＣ藥物，也因為尋求第二意見，中間空了一個月才開始化療。

接受門診治療的三個月期間，我大部分時間都在家。工作方面也是在家收信而已。當然也有因副作用，導致身體狀況跟不上腦中想法的情形產生。

一開始讓我覺得最難受的副作用，就是在第一次化療的一星期後，開始有骨髓抑制現象。不巧的是，那時兒子被傳染了化膿性鏈球菌、女兒又正值升學考試時期，雖然家中已經是戒備狀態，但我還是被感染了。

頸部淋巴結腫大、又發高燒到接近40度。就算到醫院打了抗生素也沒有效果。其原因就在骨髓抑制所導致的白血球低下，使我的免疫力也降低了。為了使白血球的數量增加，我接受白血球生長激素（G-CSF）的注射治療。

在第2個循環後，打完化療藥物時雖然也有注射倍血添注射劑（Pegfilgrastim），但因為我有慢性類風溼性關節炎，所以也只能繼續服用免疫抑制劑藥物。雖然不確定是不是這個問題，但除了骨髓抑制外，肝功能低下與疲累、倦怠等也相當令人難受。另外，因為肝功能低下從第2次的化療開始，藥量就減少了。

開始化療時，覺得難受的副作用有肌肉、關節痠痛等。肌肉痠痛會在開始施打藥物的第三～四天後出現，要怎麼形容呢？就像我們如果得流感時，臥床期間都會有的那種全身痠痛、及感到疲倦的感覺，而這些感覺在化療過程中，每個循環開始時都會出現。

味覺與嗅覺出現強烈改變

味覺改變雖然不是一件那麼痛苦的事情，但也令人覺得討厭。不管吃什麼幾乎都索然無味，能感覺到的味道，也幾乎就是強烈酸味而已。吃東西時口感變得非常奇怪，覺得好像在吃沙子或是塑膠等無機物一樣。

味覺開始產生變化的時間點，大約是在進行化療的一週後。然後症狀會開始加劇，隨著治療週期的循環，味覺失調的情形也越來越嚴重了。

除了味覺之外，食物的味道也會影響食慾。和味覺失調相反，我對食物聞起來的味道變得很敏感，聞到很多味道都會覺得噁心、想吐。特別是有高湯類的食物，一倒出來的時候，就會對那種強烈的氣味感到不舒服。燉煮食物的氣味也是。另外，我也無法接受酵母菌的味道，例如：吃吐司的時候，只能吃得下吐司邊而已。

除此之外，我那個時候也無法接受紅酒或咖啡的味道。明明平時很喜歡，但也可能在味覺改變的時間週期裡，只要看到這兩樣東西都會覺得噁心、想吐。

因為食物氣味的問題，很多東西都無法好好享受。能吃的東西，大概就只有沒什麼味道的冷食而已。例如：便利商店的梅子飯糰、濃湯、還有白肉魚的生魚片等。此外，老公做的咖哩也是我那時的最愛。一般咖哩的油脂比較多，我就沒辦法接受，但是剁碎的蔬菜，加上調味料製成沒有油味的咖哩，就沒問題了。

雙腳、臉部水腫

在化療的後半過程，我因為使用歐洲紫杉醇這種藥物（TC療法中使用的化學藥物）的副作用，導致水腫型情加劇。一開始，雙腳水腫的情形變得很嚴重，化療次數一增加，水腫的情形就更加惡化。在治療過程中的第3循環周期時，從手掌跟臉部開始出現水腫的症狀，在最後的第4循環週期，就因為嚴重水腫，我連臉型輪廓都有很大的改變。

雙腳水腫嚴重時，連鞋子都穿不下。在家我就會穿醫療用的彈性襪，因為如果不把腳抬高，就會覺得很難受。雖然接受門診治療的時間不用上班，但也可以說是水腫讓我無法好好的上班吧。

荷爾蒙治療與後續追蹤

化療到一個段落後，有一個月的停藥時間。後續緊接著就是放射線治療。我當時身體狀況幾乎沒有因為放療受到什麼影響。要說在意的地方，大概就是接受照射的部位有一些痕跡吧。比起副作用，我覺得來回醫院治療才是麻煩的地方。

在放療的同時，我也開始使用諾瓦得士錠（Tamoxifen），進行荷爾蒙治療。服用藥物三個月之後必須接受追蹤檢查。

今年我開始恢復上班，放療結束後，我的工作幾乎是全職性質。現在則是是接受荷爾蒙藥物治療，處在觀察期中。

雖然化療與放療的階段結束了，但真正的結束，是指荷爾蒙治療的結束。因為需要十年的藥物治療時間，所以還有很大一段路要走。雖然我的朋友之中也有人罹患癌症，而持續接受荷爾蒙治療，但也有人覺得一直吃藥的過程很辛苦，因此很想放棄。

我也非常能夠理解朋友的心情。周遭的人並不覺得我是病人、自己也忘了自己曾經得過癌症。但是因為每天早上都必須吃藥，所以才覺得自己還處在治療的過程中。而這當然也是一件很痛苦的事情。

現在的我，無法完全回歸職場。即使一般生活上沒有什麼問題，但我的工作需要常常與人面對面溝通、處理資料的量很龐大、更需要非常縝密的思考來完成。但我現在沒辦法很順利的將想講的話表達出來，也無法將想法完美統整於書面資料，所以經常覺得很沮喪。但這是因為身體狀況還沒完全恢復，還是因為荷爾蒙治療的副作用導致思考比較遲鈍，詳細的原因我也不太知道。

在生病時間支持、鼓勵我的，是我的家人

被診斷出乳癌到現在過了九個月，也就是說目前我已經過了乳癌最難撐過的時期。在這段時間裡，我的家庭也出現很多變化。之前準備高中升學考試的女兒順利錄取了。看起來很沉穩的她，或許內心也經歷了一場暴風雨吧。為了讓我安心治療，她奮發向上，一心用功準備考試。看到她的變化，我倒也覺得驕傲。

而依賴心較強的兒子（弟弟），也變得比較獨立。或許是眼前媽媽生

病，覺得自己一定要堅強，所以個性轉變最大的，也許是兒子吧。

當然最辛苦的還是我老公。他考量家裡的狀況、公司單位也體諒他，讓他得以暫時不上班來照顧我、照顧整個家。所以說句謝謝，也不足以表達我對他的感謝。

癌症對我的改變

對我來說，這九個月的期間的意義是什麼？我恐怕無法馬上就回答。因為我並不是垂危患者、也不覺得因為這次生病，人生就全都變了。比起生病讓人感到不安，這段時間必須先脫離社會，對我來說反而是我比較擔心的事情。

如果脫離了社會，之後要重新開始就比較困難。所以一般大概會把這樣的想法當成是一個心靈支柱、沒有其他多餘的想法，專心致志的努力。但是實際的狀況是，脫離社會只是一時的。我還可以回歸職場、回歸社會。或許反而這次因為生病，強制脫離社會後，把我從不能脫離社會的想法解放了出來。

實際上，我無法把思考過的情形，完美的統整、表達出來。而結果就是：我無法接受現在自己的能力，與想做的事情還存在著一大段差距。當然我也有想過，接受並適應現在的自己吧。如果再給我一點時間，或許有一天，就可以覺得這樣也不錯吧！

但的確有一件事情，讓我覺得：「太好了！」那就是改變自己原本的完美主義、計較小細節的個性。雖然現在還是有對自己不滿意的地方，但對他人卻能有多一點的包容了。

之前，我都無法接受自己沒有達到設定目標這件事。所以也無法輕易尋求他人幫忙或是協助他人，但現在一定範圍之內，我也可以降低自己的標準了。與其說是妥協，不如說是改變想法，保留一些調整的空間才是重點吧！

最後還有一項，我確信自己覺得非常棒的事情，就是能做的乳癌治療都做了。到目前為止，雖然還有復發的可能性，但如果復發時還有沒做的治療，我一定會很後悔。也就是說，我做了自己所有可以接受的全套治療，真的非常棒。

經驗談❷

走過突如其來罹患重症的心路歷程

◎骨髓增生不良症候群

東京都　YOKO．N（50歲）

您有聽過骨髓增生不良症候群（MDS）這種疾病嗎？所謂的MDS就是負責製造血液的造血幹細胞，製造出不成熟的血液。如果惡化，便可能轉為急性骨髓性白血病，也可以說MDS，是白血病的前兆。

我父親就是因為MDS而去世，所以我曾搜尋了相關資料。當時還沒有完善的治療方式，因為年齡問題，父親無法接受移植手術，因此在治療上也無法完全完善。但我怎麼也沒想到，我也得了這樣的病……。

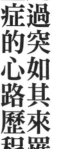

突如其來被告知 我只剩下兩年的時間……

從數年前開始，每次進行健檢的時候都會被說：「你血液的相關數值都很不理想。」紅血球和白血球的數目，都比基本的數值還要少。

而就在上次健檢時，我被告知，應該要盡快到血液科就診。當我來到醫院，就突然一下子要我做骨髓穿刺檢查。這項檢查的疼痛感因人而異，輕如「輕微車禍」或是重如「靈魂都要被抽走」的感覺。沒想到在初診的時候，我就做了這項檢查。雖然在檢查前還好有麻醉的關係，所以幾乎不怎麼痛，檢查也很順利地結束了（隔天才開始痛……），而我也在做完檢查的當下，被醫護人員告知「迫切需要住院治療，你沒有時間了」。

「沒有時間？等等，我到昨天還都好好的呀！馬上需要住院是怎麼一回事？」但他們也馬上就跟我說：「如果再這樣下去，你就只剩兩年的時間了！」當時的我內心問了好幾次：「什麼？你們是不是把我跟其他人的檢查數據搞混了？」半信半疑之間，我完全沒有辦法整理思緒，就只能想著「這下完了……」。而那時要清楚知道自己發生了什麼事情，也需要相當多的時間。

雖然很難去相信，但就是有父親的先例在前，我也知道這是個很可怕的疾病。我只能接受這個突如其來、出現在眼前的事實，先是去探訪在外縣市過著療養生活的母親，再告訴公司我的狀況後，把我的工作業務告一段落，就匆忙入院了。

接受委丹扎注射劑（Vidaza）治療的同時，思考未來的事

總而言之，我過了兩週的住院生活。為了不要讓疾病惡化，第一個禮拜每天都施打委丹扎注射劑（Vidaza）標靶藥物，之後停藥一週觀察情況。委丹扎注射劑（Vidaza）幾乎沒有什麼副作用，頂多就是施打在腹部，皮下注射後的疼痛感而已。住院期間醫師允許我使用電腦，所以我也一邊工作，還跟來探望我的朋友一起在醫院喝咖啡等，治療期間算是沒有太多拘束。（註：Vidaza 為血液疾病藥物，台灣名為德國委丹扎注射劑）

這段時間，我想了很多將來的事情。MDS在日本被指定為國定重大疾病。而自己要預測將來會如何，也很困難。雖然我自己是只能想著康復後要回歸職場上班、回歸社會，但也不知道會不會這麼順利。因為在治療

過程中也可能有什麼萬一，出院後也可能會有諸多不便之處等。當然也考慮過沒辦法繼續做目前的工作。因為我是獨生女，所以我更加擔心在療養院裡的母親。

所以首先我把我的金融理財業務顧問找到病房來，給他看我所有的保險單據，也請他告訴我，我接下來可以怎麼做。顧問很親切，教我要怎麼跟保險公司申請醫療保險理賠，把作法寫了下來。

再來，我也告知朋友我生病的事情，避免如果有個萬一的時候，我母親會受到影響。他也介紹可以協助我的律師，我就在醫院裡和律師討論有關遺囑與財產這些事情。現在回想起來，當時的住院生活好忙碌呀！

注射藥物的疼痛與維他命點滴治療

因為這兩週的住院治療過程，幾乎沒有出現什麼副作用，之後就以來回醫院治療為主。也就是一個禮拜接受化療，休息三個禮拜的重複循環。這樣的治療模式也維持了半年左右。

在這個期間我感覺比較強烈的就是注射的疼痛感及巨大的壓力吧。委丹扎注射劑（Vidaza）為皮下注射，一次要用細針頭施打在兩個不同的部位，而打了藥物之後會有疼痛感，所以沒辦法每一次都打同一個部位。一開始我是打在手臂，但因為打針的部位會摩擦到，就會覺得很痛。所以後來我選擇打在腹部，只是仍然會痛、腹部皮膚也會變黑等。我常想：到底怎麼樣才能止痛呢？

綜合以上原因，在化療的休息期間，我也到其他醫療機構打了多次的維他命C點滴。這是朋友推薦的治療方法，我自己查閱了很多書，覺得這也是個可以考慮的選項。實際體驗過後發現皮下注射的疼痛減緩許多，注射後，皮膚狀況也可以很快速地恢復，因此，覺得這是個很適合我的方式。經過半年往返醫院的治療，我下定決心要接受移植，為了能做好移植前的萬全準備，維他命治療法也是支撐我的其中一個關鍵。

走過臍帶血移植的艱難

為了治療MDS這個疾病，我選擇了臍帶血移植治療。當然在決定之後，心情偶爾還是會有些疑慮與猶豫之處。「接受移植之後，我還有辦法像現在一樣生活嗎？」「移植治療後，會不會就無法回到之前的生活步調了？」「工作、社交跟我之後的人生會變得怎麼樣呢？」每每想到這些事情，我都覺得很沮喪，也都會掉眼淚。並不是決定移植之後，就能完全安心。每天大概都是抱著不安的心情，一步一步向前走的這種感覺吧。

在住院生活裡的某一天，有一次我哭著向醫師與護理師說：「我不想移植了！」醫師溫柔地跟我說：「到移植的前一天你都有機會反悔。所以如果你覺得不想移植，也一定要在移植前一天告訴我。因為一旦開始進行移植治療，就沒有反悔的餘地了。」在聽完這一番話後，我決定用盡全身的力量，來決定接受移植這件事。

在移植前，必須接受放射線治療與施打大量化療藥物來破壞骨髓裡的癌化細胞。在治療開始的第一天，我就因為接受了全身性放療的副作用而開始嘔吐。一直到出院為止的這三個多月裡，雖然嘔吐的嚴重度每天都有差異，就這樣每天都持續有不舒服的症狀。臍帶血移植的時間不長，我倒有一種「咦？已經結束了嗎？」的感覺。如果順利的話臍帶血會在移植後的第二～三週後生成，並開始正常造血，但在移植後的這段時間裡，身體的細胞會互相競爭，也就是所謂的GVHD，也就是移植物對抗宿主疾病，外來的細胞將自身原本的細胞視為敵人，攻擊身體原有細胞的現象。

每天都覺得身體很不舒服。像是手掌皮膚脫落、身體皮膚的顏色變色為前所未見的焦茶褐色、以及臉部跟手部都像猩猩的皮膚一樣凹凸不平、尤其是耳朵會腫到像是要裂開一樣。每天都持續有發燒、嘔吐以及疲憊感，平時感到輕而易舉的事，像是看電視、滑手機等行為，現在大概看三分鐘後就累了。

每天身體狀況的變動都很大，就像波浪一樣。整體來說到底是不是正在變好呢？總而言之，我當時就是只能考慮當天的事。然後被建議「就做今天我要做的事情吧！」

所謂的今天要做的事情，也就是洗澡、花二個小時的時間漱口、補充1．5公升的水分等而已。以前這些事情對我來說很簡單，但對生病時的我來說，要做這些事情就都得花上我一天的時間。

即使是這樣，有著自己的目標也是幫助我撐過來的一個因素。在這過程中，鼓勵我的人有周遭的親友、以及醫療相關人員，如：移植治療醫師團隊、護理師們、藥劑師、營養師、復健治療師、以及所有醫療團隊。這些雖然是他們的工作，但因為這些專業的工作都是促成治療成功的因素，也幫我打了一劑強心針。所以我也因為他們，想著如果將來康復回歸到職場上，我也一定要盡到自己的責任、發揮自己最大的功能。

認識一起住院的病友們，也是我最珍貴的寶物。當我們身體狀況理想時，我們會一起聊天歡笑、彼此關心互助，所以在艱難的治療過程中，也有可以忘記自己是病人的瞬間。有人表演擅長的三味線，有人開心分享有關海外旅遊的經驗、也有人和我一起在天氣晴朗的早晨，從醫院的交誼廳裡遠眺富士山等等，大家都因為艱苦的治療過程，有著緊密的連結。

從現在開始重生

我在恢復到差不多可以回歸正常生活時，出院在家休養大約一年的時間，之後開始重新工作，到現在我的工作已恢復為全職性質。

回到職場的第一天，我的思緒紛亂，想著「到底要用什麼表情來面對呢？」「我要怎麼跟同事打招呼呢？」甚至也有些緊張。但到了公司後，同事溫暖的跟我說：「歡迎回來！」「我們等你好久了。」「真開心又可以一起工作了！」等，我才放下心來。我很感恩，自己還有一個屬於我的歸屬這件事。心想著這一次是我該報恩，幫助別人的時候了！

回想起來，我剛出院的時候因為肌力衰退，一度連蹲下去後再站起來都很辛苦。不僅有感冒等感染的風險、連外出都要盡量避免。所以現在我要出門的時候都會配戴口罩，並且注意紫外線等級，同時不要讓自己太累，照顧自己、定期回診檢查也很重要。

雖然說治療是以五年為一個週期，我現在大概在周期的一半了吧。可能在旁人看起來我很健康很活潑，我自己有時候也想放手，但我覺得我的身體裡，有某個角落也隱藏著律己的部分。就像是已經做好要跟ＭＤＳ和平共處的覺悟吧！

我得過ＭＤＳ，並且做過臍帶血治療，再克服這些治療現在才得以重生。但罹患過ＭＤＳ這件事情卻不會消失。不如說是因為生病暫停一些事情，也是自己生命中很重要的經驗吧。

我比過去更加注意周遭的人事物，並留一些空間。同時我也覺得自己與周圍的人都變得更好了，減少配合他人造成自己默默忍耐的機會。今後的人生，我都要放開心胸、開心地過生活。

延伸閱讀

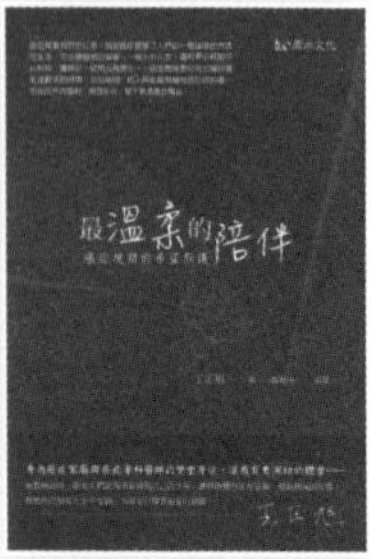

最溫柔的陪伴

王正旭◎著

定價：300 元
平裝／ 224 頁／單色

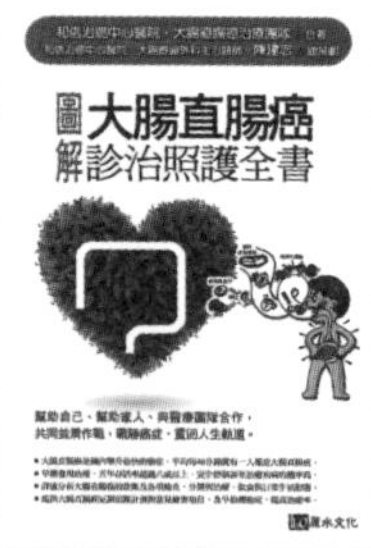

圖解大腸直腸癌診治照護全書

和信治癌中心醫院
大腸直腸癌治療團隊◎合著

陳建志◎總策劃

定價：380 元
平裝／ 248 頁／全彩

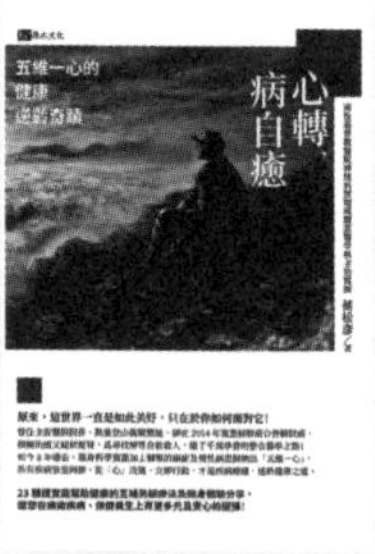

心轉，病自癒：五維一心的健康逆齡奇蹟

蔡松彥◎著

定價：550 元
平裝／ 480 頁／全彩

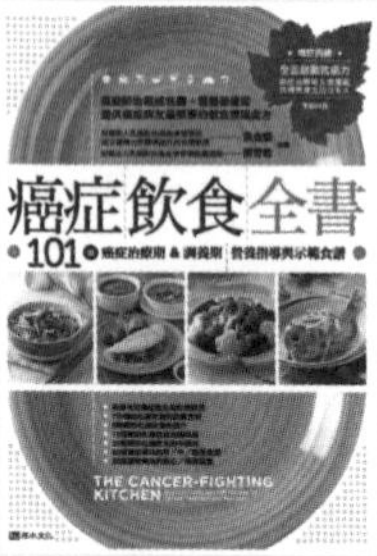

癌症飲食全書【暢銷修訂版】

張金堅、柳秀乖◎著

定價：580 元
平裝／ 288 頁／全彩

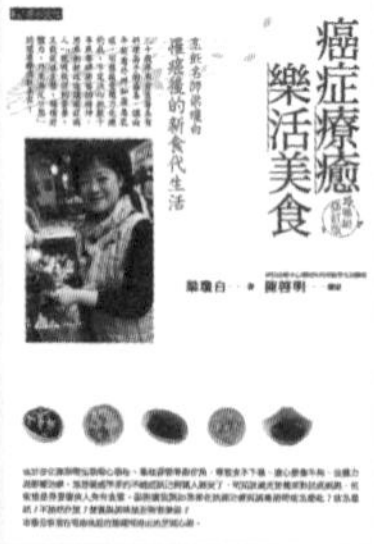

癌症療癒樂活美食【暢銷修訂版】

梁瓊白◎著

定價：350 元
平裝／ 244 頁／部份彩色

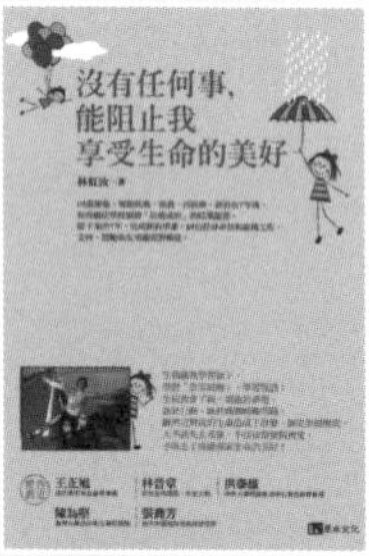

沒有任何事，能阻止我享受生命的美好

林虹汝◎著

定價：300 元
平裝／ 256 頁／單色

悅讀健康系列 HD3149X

癌症化療生活照護全書

——安然接受治療，克服化療副作用，以期達到最佳預後！【暢銷修訂版】

作　　者／中川靖章
翻　　譯／羅　婕
插　　畫／笹森識
選　　書／梁瀞文
主　　編／梁瀞文

行銷經理／王維君
業務經理／羅越華
總 編 輯／林小鈴
發 行 人／何飛鵬
出　　版／原水文化
115台北市南港區昆陽街16號4樓
電話：02-2500-7008　傳眞：02-2502-7676
網址：http://citeh2o.pixnet.net/blog　E-mail：H2O@cite.com.tw
發　　行／英屬蓋曼群島商家庭傳媒股份有限公司城邦分公司
115台北市南港區昆陽街16號8樓
書虫客服服務專線：02-25007718；02-25007719
24小時傳眞專線：02-25001990；02-25001991
服務時間：週一至週五上午09:30-12:00；下午13:30-17:00
讀者服務信箱E-mail：service@readingclub.com.tw
劃撥帳號／19863813；戶名：書虫股份有限公司
香港發行／城邦（香港）出版集團有限公司
地址：香港九龍土瓜灣土瓜灣道86號順聯工業大廈6樓A室
電話：852-2508-6231　傳眞：852-2578-9337
電郵：hkcite@biznetvigator.com
馬新發行／城邦（馬新）出版集團
41, Jalan Radin Anum, Bandar Baru Sri Petaling,
57000 Kuala Lumpur, Malaysia.
電話：603-9056-3833　傳眞：603-9057-6622
電郵：services@cite.my

美術設計／鄭子瑀
製版印刷／卡樂彩色製版印刷有限公司

初　　版／2019年12月3日
初版2.5刷／2023年4月11日
暢銷修訂版／2024年6月20日
定　　價／420元

城邦讀書花園
www.cite.com.tw

ISBN 978-626-7268-95-7（平裝）

DOCTOR GA OSHIERU KOUGANZAICHIRYOU GA RAKU NI NARU SEIKATSUJUTSU
supervised by Yasunori Nakagawa

Original Japanese edition published by Nitto Shoin Honsha Co., Ltd.

This Traditional Chinese language edition is published by arrangement with
Nitto Shoin Honsha Co., Ltd., Tokyo in care of Tuttle-Mori Agency, Inc., Tokyo
through Future View Technology Ltd., Taipei.

國家圖書館出版品預行編目資料

癌症化療生活照護全書：安然接受治療，克服化療副作用，以期達到最佳預後／中川靖章著；羅婕譯. -- 修訂一版. -- 臺北市：原水文化出版：家庭傳媒城邦分公司發行，2024.06
面；　公分. --（悅讀健康系列；HD3149X）

ISBN 978-626-7268-95-7（平裝）

1.CST: 癌症　2.CST: 化學治療　3.CST: 放射線療法　4.CST: 生活指導

417.8　　113007554

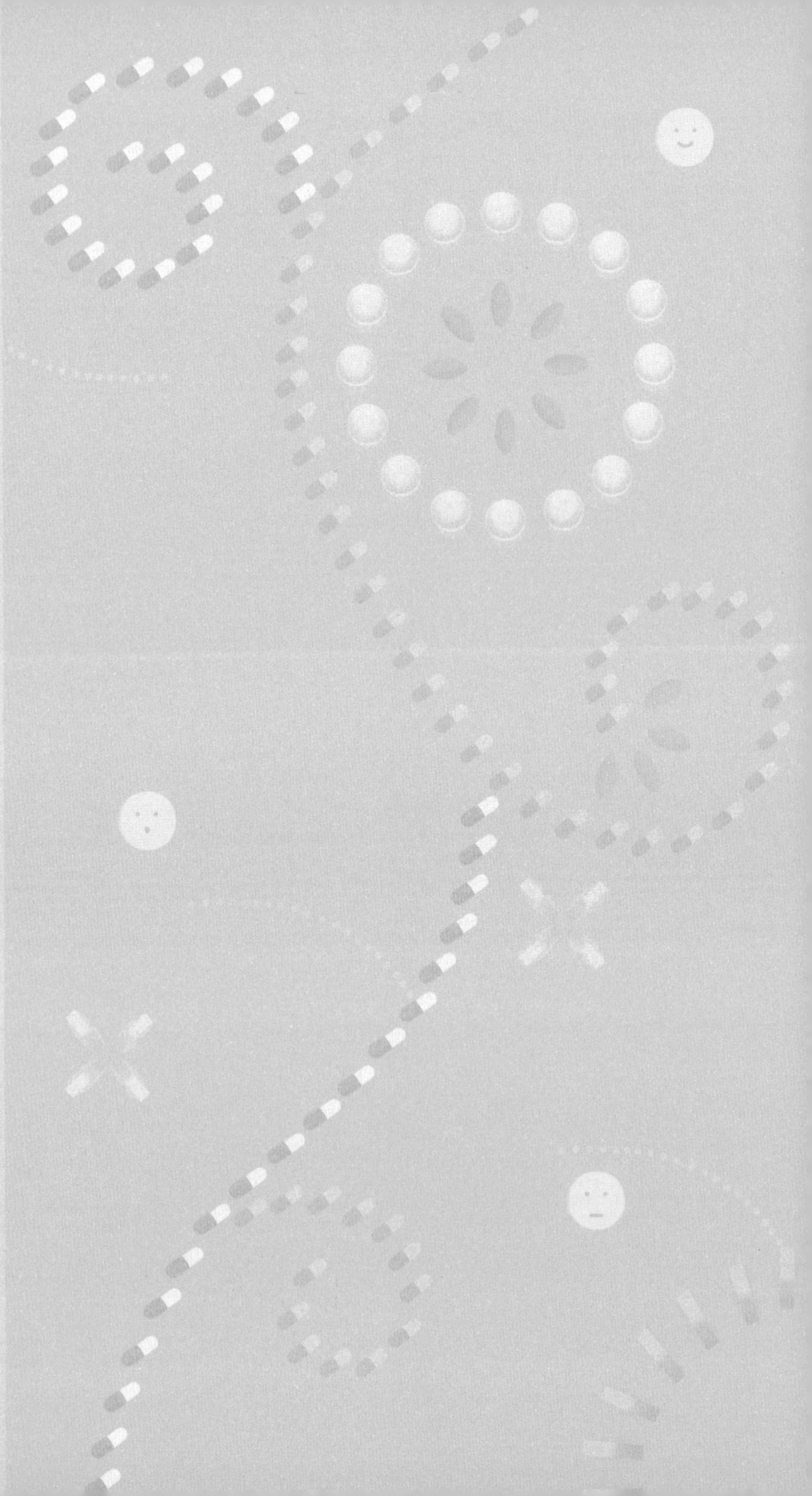